高等职业院校医学实验教材

免疫学检验实验指导

主　编　李　睿　王宗军

副主编　张思英　解如山　张业霞

编　委（按姓名汉语拼音排序）

胡华健（鄄城县人民医院）
贾昌亭（菏泽市立医院）
康秀华（菏泽市立医院）
李　莉（菏泽医学专科学校）
李　睿（菏泽医学专科学校）
李桂霞（菏泽市立医院）
王　澈（菏泽市牡丹人民医院）
王文国（菏泽市立医院）
王宗军（菏泽医学专科学校）
解如山（菏泽医学专科学校）
闫德华（菏泽医学专科学校）
张佳伦（菏泽医学专科学校）
张思英（菏泽医学专科学校）
张秀华（菏泽市立医院）
张业霞（菏泽医学专科学校）

北京大学医学出版社

MIANYIXUE JIANYAN SHIYAN ZHIDAO

图书在版编目（CIP）数据

免疫学检验实验指导 / 李睿，王宗军主编. —北京：北京大学医学出版社, 2016. 1（2020.7 重印）
高等职业院校医学实验教材
ISBN 978-7-5659-1155-2

Ⅰ. ①免… Ⅱ. ①李… ②王… Ⅲ. ①免疫学—医学检验—实验—高等职业教育—教学参考资料 Ⅳ. ① R446. 6-33

中国版本图书馆 CIP 数据核字 (2015) 第 156842 号

免疫学检验实验指导

主　　编：李　睿　王宗军
出版发行：北京大学医学出版社
地　　址：（100083）北京市海淀区学院路 38 号　北京大学医学部院内
电　　话：发行部 010-82802230；图书邮购 010-82802495
网　　址：http：//www.pumpress.com.cn
E - mail：booksale@bjmu.edu.cn
印　　刷：莱芜市圣龙印务有限责任公司
经　　销：新华书店
责任编辑：畅晓燕　　**责任校对**：金彤文　　**责任印制**：李　啸
开　　本：787mm × 1092 mm　1/16　　**印张**：8.25　　**字数**：208 千字
版　　次：2016 年 1 月第 1 版　2020 年 7 月第 2 次印刷
书　　号：ISBN 978-7-5659-1155-2
定　　价：18.50 元

前　言

免疫学检验作为医学检验技术专业的一门重要的专业课程，在临床实践中的地位越来越重要。随着新型免疫检验方法和技术不断涌现，对实验教材也提出了新的要求。《免疫学检验实验指导》作为全国高等职业院校医学检验技术专业规划教材《免疫学检验》的配套教材，具有鲜明的高等职业教育特色，主要是根据高等职业教育医学检验技术专业职业导向、能力本位的培养目标，依据医学检验技术专业专科教学大纲的要求，围绕理论教学内容编写而成的。

全书内容按照学生循序渐进的认知特点进行科学、合理的调整，结合目前临床的实际需要删除部分陈旧淘汰的实验项目，补充了临床免疫学诊断的新方法、新技术，力求反映免疫学检验的最新趋势，同时兼顾全面、系统的知识体系。教材所包含的实验项目，不仅包括了免疫学中经典、传统的实验内容（如凝集反应玻片法、试管法），而且还对新应用的技术、方法、仪器进行了详细介绍。

各实验项目包括实验目的、原理、材料、方法步骤、注意事项等，方便学生学习和实际应用。实验目的使重点更加突出，实验的方法步骤叙述简明扼要、条理清楚、结构完整，思考题对知识点进行了归纳梳理，便于学生对内容的理解和掌握。书后附有常用试剂的配制，方便查阅。

《免疫学检验实验指导》作为医学检验技术专业免疫学检验的实训教材，既可供全国高等职业院校医学检验技术专业的师生学习使用，也可作为其他医学专业的教科书，也是临床检验人员、临床实习、进修人员、卫生防疫人员必要的专业参考书。

在本教材的编写中，各位作者本着对学生负责的态度，认真、仔细地编写每一节实验内容，付出了辛勤的劳动。但由于水平有限，疏漏在所难免，恳请广大师生和读者提出宝贵意见。

编　委

2015 年 3 月

目　录

第一章　抗体制备技术

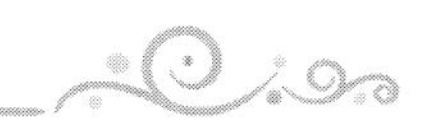

抗体（antibody，Ab）是由抗原刺激机体的免疫系统，免疫系统在识别抗原的 B 细胞表位后，B 细胞活化、增殖分化为浆细胞，由浆细胞合成和分泌的能与相应抗原特异性结合的球蛋白。天然抗原通常是由多个抗原决定基组成的，一个抗原决定基刺激机体后，由一个 B 淋巴细胞克隆接受该抗原决定基所产生的抗体称之为单克隆抗体（monoclonal antibody，McAb）。若由多种抗原决定基刺激机体，相应地就活化多个 B 淋巴细胞克隆，产生多个 McAb 的混合物，称之为多克隆抗体。因抗体大多数存在于血清或其他体液中，因此在抗体纯化前我们称之为免疫血清，而利用抗体进行的试验被称为血清学试验。

抗体的制备大致包括 3 个阶段，即抗原的制备与纯化、动物免疫和血清分离纯化与鉴定。根据需要还可以在抗体上连接酶、荧光物质和放射性核素等信号物质用于免疫学诊断，因此抗体的制备是免疫学诊断的基础和上游技术，是医学检验专业的学生必须掌握的基本技能。

实验一　免疫血清——多克隆抗体的制备技术

一、志贺菌抗血清制备

志贺菌属是引起人类细菌性痢疾最为常见的病原菌，统称为痢疾杆菌。志贺菌属有菌体（O）抗原、无鞭毛（H）抗原，部分菌株有 K 抗原。根据生化反应特征和 O 抗原不同，可将志贺菌属分为 4 群，即痢疾志贺菌群（A 群）、福氏志贺菌群（B 群）、鲍氏志贺菌群（C 群）和宋内志贺菌群（D 群），共 40 余个血清型（包括亚型）。

志贺菌抗血清的制备就是用志贺菌属的代表菌株灭活制备的免疫原分别免疫或混合免疫家兔所得的血清，经吸收除去非特异性凝集素后而制成的，因此本实验就是以痢疾志贺Ⅰ型菌、痢疾志贺Ⅱ型菌、宋内志贺菌及福氏志贺Ⅰ～Ⅵ型菌共 9 株菌分别制备菌液后，再同比例混合制成混合免疫原来进行抗体制备的实验。

【实验目的】

1. 掌握抗原与免疫血清的制备程序。
2. 熟悉志贺菌抗血清制备的操作步骤。

【实验原理】

根据机体免疫应答的基本理论，在体外制备相应的抗原，通过免疫动物而获得相应的高亲和力抗体。

【实验材料】

1. 菌种　痢疾志贺Ⅰ型菌、痢疾志贺Ⅱ型菌、宋内志贺菌及福氏志贺Ⅰ～Ⅵ型菌共

9株菌。

2. 动物 体重在2.5kg左右的健康青年家兔。

3. 培养基 普通肉汤培养基、普通固体培养基。

4. 试剂 二甲苯、无菌生理盐水、0.5%无菌甲醛盐水、0.5%无菌苯酚盐水、2%叠氮钠(NaN_3)和3%戊巴比妥钠等。

5. 器械 细菌接种环、16号钢质注射针头或7号留置针、注射器三通阀、5ml无菌玻璃注射器、兔固定架、灭菌三角烧瓶(200ml)和烧杯(200ml)、平皿(直径9cm)、酒精灯、标记笔等。

6. 仪器 37℃恒温培养箱、37℃恒温气浴(或水浴)摇床、低温高速大容量离心机(水平并适配50ml离心管的转子)、超净工作台。

7. 其他 酒精棉、脱脂棉、塑料放血管、纱布、800ml细菌培养用克氏培养瓶、标准麦氏比浊管和50ml圆底离心管。

【实验步骤】

1. 菌液(颗粒性抗原)的制备 细菌悬液制备程序一般如下。

选择标准菌种→细菌培养→刮取菌苔→用无菌生理盐水洗涤→革兰氏染色镜检验证无杂菌→无菌生理盐水稀释至适当浓度→处理细菌→检查合格→分装、保存备用。

(1) 福氏志贺Ⅰ型菌液的制备:将实验室保存的福氏志贺Ⅰ型菌株复苏,经鉴定后,传代于普通固体培养基上(直径9cm平皿);37℃恒温培养18~24h后用无菌0.3%甲醛生理盐水洗涤细菌,接种于预先制备的克氏培养瓶(普通固体培养基)中,摇匀,使得菌液正好铺满整个固体培养基表面;37℃培养18~24h后,用无菌0.5%苯酚盐水(具有灭菌作用)将菌苔洗下,分装于200ml无菌三角烧瓶中,置37℃恒温摇床,250r/min过夜;第2天用接种环取少量菌液,接种固体培养基,经37℃培养18~24h后,如未见细菌生长,即可使用;将菌液分装于50ml圆底离心管;5000r/min离心5min收集细菌,4℃储存备用。

(2) 痢疾志贺Ⅰ型菌、痢疾志贺Ⅱ型菌、宋内志贺菌及福氏志贺Ⅱ~Ⅵ型菌8株菌的菌液制备同福氏志贺Ⅰ型菌的菌液制备。

(3) 麦氏比浊管的配制和应用:制备各种细菌悬液,常需按不同要求将细菌配制成不同的浓度;应用稀释菌液与标准比浊管比浊的方法,可判断每毫升菌液中所含细菌数量。现介绍经典的麦克法兰(Mc Farland)标准比浊法(表1-1)。

表1-1 Mc Farland标准比浊管的组成及其相当的菌数

管号	1	2	3	4	5	6	7	8	9	10
1%氯化钡溶液(ml)	0.1	0.2	0.3	0.4	0.5	0.6	0.7	0.8	0.9	1.0
1%硫酸溶液(ml)	9.9	9.8	9.7	9.6	9.5	9.4	9.3	9.2	9.1	9.0
相当菌数($\times 10^9$/ml)	3	6	9	12	15	18	21	24	27	30

1) 按表1-1制备一套标准比浊管,正确混合不同量的1%硫酸溶液和1%氯化钡溶液于一系列色泽、口径一致的试管中,用经酸碱处理的橡胶塞紧塞管口,用石蜡密封,置试管架上,保存于暗处。

2) 取0.5ml待测细菌盐水悬液(去除粗块),用9.5ml生理盐水稀释,与标准比浊管比较,所得标准管的细菌浓度乘以稀释倍数,即为该菌液所含细菌的近似值。

3) 这套标准比浊管只适用于测定细菌在盐水悬液中的浓度，如要测定肉汤悬液的细菌浓度，则需用肉汤配制无菌的硫酸和氯化钡混合液。

(4) 菌液应用液的制备。将准备好的痢疾志贺Ⅰ型菌、痢疾志贺Ⅱ型菌、宋内志贺菌及福氏志贺Ⅰ～Ⅵ型菌共 9 株志贺菌菌液按照麦氏比浊管比色，将 9 株菌液分别用无菌生理盐水稀释至浓度为 1×10^9/m1，在菌液中加入适量的甲醛使其终浓度为 0.25%，保存于 4℃冰箱（一般不超过 1 年）。

2. 颗粒性抗原（痢疾志贺Ⅰ型菌、痢疾志贺Ⅱ型菌、宋内志贺菌及福氏志贺Ⅰ～Ⅵ型菌 9 株菌菌液）免疫家兔。

(1) 由家兔的耳静脉采血 5ml 左右，分离血清，取其中 4ml 与痢疾志贺Ⅰ型菌、痢疾志贺Ⅱ型菌、宋内志贺菌及福氏志贺Ⅰ～Ⅵ型菌 9 株菌菌液分别做凝集试验，观察有无天然抗体。如不凝集或凝集效价很低，说明动物适宜制备抗体，余下的血清作为阴性对照血清。

(2) 将痢疾志贺Ⅰ型菌、痢疾志贺Ⅱ型菌、宋内志贺菌及福氏志贺Ⅰ～Ⅵ型菌共 9 株菌分别制备菌液后再同比例混合而制成免疫原，将稀释后的含 9 株志贺菌的菌液 (1×10^9/ml) 按表 1-2 进行家兔耳缘静脉注射免疫。

表 1-2　志贺菌菌液免疫家兔程序

日期（d）	1	5	10	15	20
剂量（ml）	0.5	1.0	1.5	2.0	2.5

(3) 第 5 次免疫 7d 后，自家兔耳静脉采血 1ml，分离血清。用上述菌液做试管凝集试验，确定抗菌血清的效价。一般凝集效价在 1：2000 以上，即为免疫成功。若效价远低于 1：2000，则还需要继续免疫 1～2 次，直至达到理想效价。

3. 免疫血清的采集与保存　家兔在采血过程中必须以 3% 戊巴比妥钠注射液按 0.1ml/100g 行腹腔注射麻醉，采血常用的方法有 3 种：①耳缘静脉或耳中央动脉采血；②心脏采血；③颈动脉采血。3 种采血的方法均有优缺点：耳动脉采血获得的血量中等，一般每只家兔可以采到 50ml，但是可以反复采血；心脏采血可以采得较多的血量，为 70～80ml，但技术要求较高，也容易发生心脏压塞而导致家兔死亡；颈动脉采血获得的血量最多，可以获得 100～150ml，但是不能反复采血。以耳中央动脉采血为例介绍采血方法。

耳中央动脉采血：将麻醉后的家兔固定于兔台架，剪去耳中央动脉边缘的兔毛，用二甲苯涂抹耳郭，使耳中央动脉血管充分扩张、充血。用肝素浸泡的 16 号无菌针头（也可采用 7 号留置针）插入扩张的耳中央动脉，每次可收集 30～40ml 血液。最后用无菌干棉球压迫止血。此法可反复多次放血。

将无菌收集的血液置于 37℃促进血块收缩，凝固后置 4℃冰箱过夜，充分析出血清，用毛细血管吸取血清，剥离血块，4000r/min 离心 10min，在无菌条件下，吸出血清，去除残留的红细胞得到抗血清。

4. 抗体的鉴定　抗体的鉴定主要包括效价、特异性、亲和力等方面的评价。

(1) 效价鉴定：免疫血清的效价是指血清中所含抗体的浓度或含量，可以用相对效价或者绝对定量。鉴定效价的方法很多，包括试管凝集反应、琼脂扩散试验、酶联免疫吸附试验和放射免疫法等。目前常用的是放射免疫法和琼脂双向扩散试验。

(2) 特异性鉴定：抗体的特异性是指抗体对相应的抗原及结构相似的抗原的识别能力，以交叉反应率来表示。交叉反应率用竞争抑制曲线来判断。特异性的鉴定通常以不同浓度的抗原和相似抗原物质分别与抗体做竞争抑制试验，计算各自的结合率（B/T 或 B/BO），求出各自在半抑制浓度（IC_{50}）时的浓度，按下列公式计算交叉反应率：$S = y/Z \times 100\%$（S：交叉反应率；y：IC_{50} 时抗原浓度；Z：IC_{50} 时近似抗原物质的浓度）。

(3) 亲和力测定：亲和力是指抗体与抗原结合的强度，常以亲和常数 K 表示。K 的单位是升 / 摩尔（L/mol），通常 K 的范围在 $10^8 \sim 10^{10}$L/mol。抗体亲和力的测定对抗体的筛选、确定抗体的用途、验证抗体的均一性等均有重要意义。

5. 抗血清纯化　更加精细的免疫试验需要从抗血清中提取免疫球蛋白，此过程称为抗血清的纯化。纯化的方法有：① 50%饱和硫酸铵盐析以沉淀血清球蛋白；②应用透析或分子筛法除盐；③除盐后的球蛋白过阴离子交换柱（DEAE 纤维素），根据不同类别免疫球蛋白的等电点，选用不同 pH 和离子强度的缓冲液分别洗脱；④高渗或风干法浓缩免疫球蛋白，若使用冷冻干燥器则可获得干燥制品。

6. 抗血清保存　抗体的保存以浓度 20 ~ 30mg/ml 为宜，加入万分之一的硫柳汞（千分之一的叠氮钠或加入等量的中性甘油），分装小瓶，置 4℃保存备用或用于进一步纯化 IgG。如需长期保存，可用 0.45μm 滤膜过滤除菌，–80℃保存，数月至数年抗体效价无明显改变。也可将抗血清冷冻干燥后长期保存，注意避免反复冻融。

【结果判断】

抗血清的外观应该为澄清，力求无溶血、无血液有形成分残留和无细菌等微生物污染。

抗血清效价可用上述相应试验判断，特异性则可通过双向免疫扩散试验、免疫电泳或交叉凝集试验进行检测。酶免疫测定、放射免疫分析及平衡透析等方法可用于抗体的特异性和亲和力测定。

【注意事项】

1. 为了保证安全使用，制备的细菌悬液中不能含有琼脂或菌块，并应检查无活菌存在。

2. 动物免疫应选择适宜的动物及设计可行的免疫方案，如抗原的剂量、剂型、注射途径、免疫次数、免疫间隔及免疫动物的生理状态等，这些均与免疫效果有关。

【实验讨论】

1. 抗原的制备　常见的抗原从物理性状可以分为颗粒性抗原和可溶性抗原。从化学性质可以分为蛋白质抗原、类脂抗原、多糖抗原和核酸抗原。从抗原性而言，有完全抗原和不完全抗原。从来源上可以分为天然抗原、合成抗原和基因工程表达抗原。因此抗原制备方法不尽相同。

常见的颗粒性抗原主要是细菌或动物细胞。颗粒性抗原免疫原性较强，一般不诱发免疫耐受，不需要佐剂，只要把分离或者培养的细胞用生理盐水洗涤去除杂质（如是细菌先灭活再洗涤），调整到一定浓度，然后再免疫即可。

大部分情况下抗原来自各种不同的细胞内存在的各种分子量不同的物质，因此需要通过一定的手段将颗粒性抗原破坏，提取和分离有关成分，得到的是可溶性抗原。可溶性抗原免疫原性较弱，易诱发免疫耐受，一般应加佐剂和慎重选择免疫方案才能获得高效价的抗体。

某些半抗原和化学基团免疫原性较差，免疫动物不易使动物产生抗体，因此需要通过人工的手段偶联载体使其成为理想的免疫原。某些有特殊需要的抗原也可以偶联载体，以利于抗体检测和筛选。

2. 免疫方法　免疫方法依照选择动物的种类、免疫周期及所要求的抗体特性等不同而异。剂量过低或过高都有可能引起免疫耐受。在一定的范围内，抗体的效价随注射剂量增加而增高。一般而言，小鼠的首次免疫剂量为每次 50～400μg，大鼠为每次 100～1000μg，兔为每次 200～1000μg。加强剂量为首次剂量的 1/5～2/5。首次免疫采用完全弗氏佐剂，动物背部多点注射。首次免疫后间隔 2 周加强免疫 1 次，采用不完全佐剂，以后每间隔 1 周免疫 1 次，共 3 次。

快速免疫方案也适合免疫动物的遗传背景与抗原的遗传背景离得较远的可溶性抗原，如用卵黄免疫家兔，将鸡卵黄 5 倍稀释按表 1-3 方案免疫即可。由于鸡卵黄本身较黏稠，不需要加佐剂。

表 1-3　快速免疫血清制备的免疫程序（家兔）

日期（d）	1	2	3	4	5
抗原量（ml）	1.0	0.2	0.3	0.5	1.0
免疫途径	背部皮内多点	耳缘静脉	耳缘静脉	耳缘静脉	耳缘静脉

如需制备高度特异性的抗血清，可选用低剂量抗原短程免疫；如欲得到高效价抗血清，则宜采用大剂量抗原长程免疫。

由于免疫期限及间隔时间较长，要注意脱敏，尤其在进行静脉免疫时。脱敏的原则是少量多次注射抗原，例如，在静脉注入抗原前，先将抗原少量注入腹腔，1h 后再做缓慢静脉注射。

（李　睿）

二、溶血素的制备方法

【实验原理】

绵羊红细胞（sheep red blood cell，SRBC）对家兔、小鼠等动物属于异种抗原。用 SRBC 悬液免疫家兔，家兔可针对 SRBC 的刺激产生体液免疫应答，合成和分泌大量抗 SRBC 抗体，主要存在于被免疫兔的血清中。

在试管内抗 SRBC 抗体与 SRBC 可发生结合，加入补体后，在一定条件下，经一定时间会导致 SRBC 的溶解，故抗 SRBC 抗体又称为溶血素。

【实验材料】

1. 健康绵羊。

2. 采血器材　无菌注射器（50 ml 或 100ml）、16 号针头、剪刀、止血带、酒精灯、无菌棉球、2.5% 碘酊、75% 乙醇等。

3. 无菌三角瓶（内装阿氏红细胞保存液）、无菌离心管和吸管、橡皮乳头、血细胞计数器等。

4. 无菌生理盐水、水平离心机。

5. 健康家兔。

【实验步骤】

1. 制备绵羊红细胞悬液

(1) 用带子交叉捆住绵羊四肢，使其侧卧于地。剪去颈部部分毛，用止血带扎住颈部，确定颈静脉。

(2) 用 2.5% 碘酊和 75% 乙醇消毒绵羊皮肤及采血者手指，持注射器，与颈静脉成 30°，从头部向躯干方向进针，缓慢抽动针芯，观察是否进入静脉。一旦抽出血液，即固定注射器，抽取 50 ~ 80ml 血液，迅速注入含阿氏红细胞保存液的三角瓶内，立即混匀，于冰箱内 4℃保存备用。

(3) 取适量脱纤维羊血于离心管内，2000 r/min 离心 5min，吸弃上清及红细胞沉积物表面的白膜，加适量无菌生理盐水，毛细吸管吹吸数次以混匀，再离心弃上清，重复 3 次。

(4) 最后一次以 2000 r/min 离心 10min，根据血细胞比容，用生理盐水配成 10% SRBC 悬液。

(5) 取少许 10% 红细胞悬液再稀释 200 倍，血细胞计数器计数后，配成每毫升 2.0×10^8 个细胞。

2. 免疫方法　免疫程序见表 1-4。

表 1-4　兔抗 SRBC 抗体制备免疫程序

免疫日程 (d)	1	3	5	7	9	12	15	20
注射剂量 (ml)	0.5	1.0	1.5	2.0	2.5	2.0	2.0	—
注射途径	皮下	皮下	皮下	皮下	皮下	静脉	静脉	试血

3. 收获溶血素　免疫注射第 20 天试血，溶血效价达 1∶2000 以上时，收获血清，用 0.01% 叠氮钠防腐，冰箱内 4℃保存备用。

（王宗军）

三、兔抗人血清的制备

【实验原理】

以混合人血清免疫家兔，可获得兔抗人血清抗体。为使混合人血清能诱导家兔产生高效价特异性抗体，需添加佐剂。本试验采用弗氏完全佐剂，它可使抗原在体内缓慢释放，延长抗原在体内的停留时间，以获得较佳的免疫效果。

【实验材料】

1. 健康家兔（体重 2 ~ 2.5kg，适龄，健壮，无感染性疾病）。

2. 混合人血清（20 人份血清混合）。

3. 弗氏完全佐剂。

4. 剪刀、滴管、注射器、2.5% 碘酊、75% 乙醇、无菌棉签、兔固定架等。

【实验步骤】

1. 混合人血清抗原的制备。选健康志愿者（学生）或献血员，静脉采血 5ml；放试管中置室温或 37℃下使其凝集，然后置入离心机中 4000r/min 离心 10min，在无菌条件下，吸出血清约 2.5ml。将多人的血清混合，即为可用的人全血清。将人全血清用生理盐水进行 1：2 ~ 1：5 稀释。

2. 佐剂的制备。为了促进抗体产生，可在注射抗原的同时，加入一种辅助剂，这种辅助剂称为佐剂。佐剂一般是乳剂或悬液，当与水溶液抗原混合后形成一种油包水或水包油的乳状颗粒，这种颗粒延缓了抗原的释放，增加了局部刺激作用。抗原与佐剂同时应用，可促进抗原在淋巴组织中存留。佐剂本身可以有免疫原性，也可不具备免疫原性。常用的有免疫原性的佐剂有百日咳杆菌、革兰氏阴性杆菌的内毒素和抗酸杆菌（如结核分枝杆菌）等；非抗原性的佐剂有铝乳、磷酸钙、液状石蜡、羊毛脂、表面活性剂、藻酸钙、聚核苷酸、胞壁肽等。应用最多的是弗氏 (Freund) 佐剂，是用液状石蜡、羊毛脂和卡介苗混合而成。

弗氏佐剂分为不完全佐剂和完全佐剂，称取羊毛脂 5g，加液状石蜡 20ml，高压蒸汽灭菌后即成为弗氏不完全佐剂。在弗氏不完全佐剂内加入一定量的死卡介苗，成为弗氏完全佐剂。佐剂和抗原的比例为 1：1。

3. 在弗氏完全佐剂中逐滴加入等体积的混合人血清，置于无菌乳钵中，朝一个方向研磨，每加 1 滴，都要研磨均匀后再加第 2 滴，直到乳钵内形成油包水的白色乳剂。将乳剂滴加于水中完全不散开时为合格。另一种方法是用 2 个 5ml 注射器，在接针头处用一尼龙管连通，一个注射器内是佐剂，另一注射器内为抗原。装好后来回推注，经多次混合逐渐变为乳剂。本法优点是无污染，节省抗原或佐剂，用此注射器可直接注射；缺点是不易乳化完全。乳化完全与否的鉴定方法是将 1 滴乳剂滴入水中，如立即散开，则未乳化好，如不散开漂在水面则为乳化完全。为了防止污染，有时在佐剂中加入抗生素。但抗生素有免疫抑制作用，如能注意无菌操作，就不必加入。

4. 将乳剂抗原吸入不带针头的注射器内，接上针头后，尽量排出空气，用无菌大试管套住注射器，于冰箱内 4℃保存。

5. 免疫程序（表 1-5）。

(1) 第 1 次免疫：用剪刀剪去家兔两后足掌的部分兔毛，以乙醇及碘酊消毒皮肤；用 2ml 注射器吸取弗氏完全佐剂（FCA）乳化的抗原（人 IgG）（以下称 FCA-IgG）液 1ml，每侧足掌皮下各注入 0.5ml。

(2) 第 2 次免疫：间隔 7 ~ 20d 后，于两侧腹股沟肿大的淋巴结内注入 FCA-IgG，每个淋巴结注入 0.1ml，其余注入淋巴结附近皮下，共 1ml。如淋巴结未肿大或肿大不明显时，直接注入两侧腹股沟皮下 1ml。

(3) 第 3 次免疫：间隔 7 ~ 10d 后背部皮内多点注射，每点注射 0.1ml，注射 4 ~ 6 点。

(4) 第 4 次免疫：间隔 7 ~ 10d 后耳缘静脉注入人血清（1：2 稀释）0.5ml。

6. 间隔 7 ~ 10d 后，从耳静脉采血 0.5 ~ 1.0ml，分离血清，用免疫兔耳缘静脉血的血清为抗体，用生理盐水做不同倍数稀释；用 12 倍稀释的混合人血清为抗原。按照沉淀反应要求，做琼脂双向扩散试验，以测定抗体效价。效价达 1：32 以上，即可心脏采血，分离并收获抗血清。若效价未达到要求，可用不加佐剂的抗原液（人 IgG）耳静脉内注射免疫，即于 1 周内注射 3 次，分别为 0.1、0.3、0.5ml。间隔 1 周再试血。如效价达到要求应立即放血。另外，也可在第2次免疫后，以弗氏不完全佐剂（FIA）乳化的抗原（人IgG）（简称FIA-IgG）再免疫1～2次。注射部位、剂量和间隔均同第2次，再试血测抗体效价，如效价达到要求立即放血。

7. 做好标记，适量分装，–20℃冻存。

表1-5 兔抗人血清制备的免疫程序

免疫日程（周）	1	3	4	5	6
注射剂量 (ml)	1	1	0.6	0.5	—
注射途径	后肢足蹼	淋巴结	背部皮内6点	耳缘静脉	试血

【注意事项】

1. 选择动物时，动物种系与抗原来源的差异越远越好；动物应健康，处于青壮年时期。无特殊要求时最好为雄性。因有个体差异，故每种抗原最好免疫2～3只动物。

2. 本实验每个步骤都必须严格执行无菌操作，防止抗原的污染。

3. 菌液浓度可用比浊法调整。

4. 从耳缘静脉抽血前，最好先用二甲苯涂擦耳缘背部，使充血便于进针。助手必须捏住兔耳根直至抽血完毕。

5. 制备浓缩红细胞时，应无菌操作，避免剧烈振荡；试管应洗涤洁净，充分干燥，以免发生溶血。

6. 全血清做抗原时要用混合血清，以避免个体差异带来的误差。

7. 红细胞和细菌等颗粒性抗原比较容易诱导免疫应答，可直接用来免疫动物；而血清等可溶性抗原则需要加入免疫佐剂，充分乳化，否则不易免疫成功。

8. 免疫时采用皮内多点注射易诱导免疫应答，提高血清的抗体效价。

9. 免疫间隔时间无固定模式，但一般可溶性抗原首次免疫和第2次免疫以间隔10～20d为宜。

（王宗军）

实验二 单克隆抗体的制备

借助物理或化学手段，将2个或2个以上不同特性的细胞融合在一起，组成一个异型核 (heterokaryous) 细胞，新形成的细胞称为杂交细胞。如果2个细胞中有1个为瘤细胞，则融合的细胞称为杂交瘤细胞。杂交瘤细胞具有两亲本细胞的基因，并可表达亲本细胞特性。由“免疫B细胞 - 浆细胞 - 瘤细胞”融合形成的杂交瘤细胞库可产生单一、特异性、纯化的抗体。该融合细胞是经过反复克隆而挑选出来的，由该克隆细胞产生的抗体称为单克隆抗体（McAb）。一种McAb在分子结构、氨基酸序列及特异性等方面都是一致的，因此得到了广泛的应用。

【实验原理】

利用杂交瘤技术制备 McAb 的基本原理是：①淋巴细胞产生抗体的克隆选择学说，即一种淋巴细胞克隆只产生一种抗体；②细胞融合技术所产生的杂交瘤细胞可以保持亲代细胞双方的特性；③利用代谢缺陷补救机制筛选出杂交瘤细胞，并进行克隆化，然后大量培养增殖，制备所需的 McAb。

应用能够长期生长的骨髓瘤细胞（纯系小鼠腹水瘤型浆细胞，如 X63、SP2/SP0 等）和经抗原致敏且能分泌某种抗体的淋巴细胞（免疫动物脾细胞）进行融合。该种融合的杂交细胞一方面具有骨髓瘤细胞在体外连续传代的能力，另一方面又继承了免疫细胞能大量合成、分泌特异性抗体的功能。这种融合的杂交细胞称为淋巴细胞杂交瘤。

【实验材料】

1. 试剂　优质小牛（或胎牛）血清、DMEM 培养液、HT 适应性培养液、HAT 选择性培养液、50% 聚乙二醇（PEG）。

2. 实验动物　6～8 周龄雌性 BALB/c 小鼠。

3. 细胞　小鼠骨髓瘤细胞——SP2/SP0 细胞。

4. 抗原　病毒、细胞或可溶性抗原。

5. 仪器　CO_2 细胞培养箱、超净工作台（或无菌间）、倒置显微镜、24 孔塑料细胞培养板、50ml 塑料离心管等。

【实验步骤】

1. 杂交瘤细胞株的建立

(1) 免疫 BALB/c 小鼠

1) 病毒抗原：50μg 抗原（蛋白质）与等量佐剂乳化后，腹腔或皮下多点注射，间隔 4～5 周注射第 2 次，1 周后注射第 3 次。最后以同样剂量的抗原，经尾静脉加强免疫。3d 后取脾。

2) 可溶性抗原：100μg 与 2×10^8 灭活的百日咳杆菌混合，腹腔注射 4～6 周后，用 100～200μg 抗原再免疫 1 次，3d 后取脾。

3) 细胞抗原：2×10^7 细胞抗原鼠腹腔注射，2～3 周后重复，共注射 3 次，3d 后取脾。

(2) 饲养细胞的制备（融合前一天）：在体外细胞培养中，单个或少数分散的细胞不易存活与繁殖，必须加入其他活细胞才易存活与繁殖，这种加入的其他细胞称为饲养细胞。通常多用小鼠腹腔巨噬细胞做饲养细胞。

取正常 BALB/c 小鼠 1～2 只，拉颈处死，消毒后用小剪刀在小鼠腹部腹中线剪一横口，将皮肤向两边撕开，暴露出腹部。然后将 5ml DMEM 液注入腹腔诱聚腹腔细胞，用原来的注射器将注入的液体吸回，放入 50ml 离心管中，1000r/min 离心 10min，弃上清，加完全 DMEM 液（每毫升约含 5×10^6 细胞），按每孔 0.1m1 分装到 96 孔培养板。置 37℃含 5% CO_2 培养箱中过夜使用。

(3) 骨髓瘤细胞悬液的制备：常用的骨髓瘤细胞系有 2 个，即 NS-1 和 SP2/SP0。SP2/SP0 细胞本身不分泌任何免疫球蛋白或其他组分，为应用最多的骨髓瘤细胞系。

用含 20% 牛血清的 DMEM 扩大培养 SP2/SP0 细胞。融合的当天在倒置显微镜下挑选大小均匀、透亮、轮廓清楚、规则的瘤细胞，轻轻吹下，收集于 50ml 离心管中，1000r/min 离心 10min，用 DMEM 液悬浮细胞沉淀。锥虫蓝（台盼蓝）染色检查活细胞数应＞95%，置 37℃备用。

(4) 免疫小鼠脾细胞悬液的制备（融合当天）：取加强免疫 3d 后的 BALB/c 小鼠 1 只，拉颈处死，消毒后无菌取出脾，放入平皿内的 200 目钢网上，加入 10ml DMEM 液，用注射器芯将脾细胞轻轻挤压过网，即得脾细胞悬液，然后 1000r/min 离心 10min，弃上清，用 DMEM 液悬浮沉淀。细胞计数后冰浴备用。

(5) 细胞融合：选分子量为 4000 的 PEG 作融合剂，浓度为 50%，过高浓度的 PEG 对细胞有毒性。在 PEG 的作用下，细胞膜先融合，然后是核融合。按细胞匹配法（2∶1～10∶1），取 1×10^8 脾细胞与 1×10^7 骨髓瘤细胞混合于 50ml 离心管中，1000r/min 离心 10min，倾去上清，轻弹管壁，使沉淀物混匀如糊状；在 37℃水浴中加入 0.7ml 50%PEG 促进融合，边加边旋转，使细胞保持均匀状态，1min 内加完，静置 90s。立即在 3～4min 内缓慢加入 20ml DMEM 液以终止反应。室温下 800～1000 r/min 离心 10min，弃上清，于融合细胞沉淀管内加入含 HAT 的完全 DMEM 培养液 20ml；按每孔 0.1m1 分装入备有饲养细胞的 96 孔细胞培养板内。置 37℃含 5% CO_2 培养箱中培养。

(6) 融合细胞培养及观察：融合后，每 3～5d 用 HAT 选择性培养液换液 1 次，连续 2 周；同时观察并记录杂交瘤细胞是否出现。2 周后，改用 HT 适应性培养液。待杂交瘤克隆长至 1/4～1/5 视野时，进行阳性克隆的筛选。

2. 杂交瘤细胞的筛选及鉴定

(1) 阳性杂交瘤细胞株初选：杂交瘤细胞培养物的测定方法，可根据抗原的性质和需要的灵敏度来选择，如免疫荧光、酶标记免疫试验、放射免疫测定、血凝试验、溶血空斑试验、抗体结合细胞制动试验等。

(2) 阳性杂交瘤细胞克隆化：克隆化就是指通过适当的方法将所需单个细胞分离出来进行培养。获得单个细胞培养的这种方法，通常称为克隆化。细胞通过克隆化可获得单克隆细胞系，也可防止竞争淘汰和外来干扰。

现在已建立起来的克隆化方法有多种：显微挑选法、琼脂空斑法、琼脂分散法、有限稀释法等。有限稀释法的最大优点是克隆率特别高，几乎达 100%。其操作步骤分 3 步进行：①制备饲养细胞（方法同前）；②杂交瘤细胞计数；③连续稀释，将杂交瘤细胞稀释到每毫升 5～10 个细胞，再分别装入备有饲养细胞的 96 孔板，每孔 0.1ml(约 1 个杂种细胞)。培养和观察同上。

(3) 单克隆抗体 Ig 亚类鉴定：以分泌抗体的杂交瘤细胞培养上清为抗原，与羊抗鼠 Ig 及 Ig 亚类分别做琼脂双扩散，观察有无沉淀线出现。

3. 单克隆抗体的大量制备及纯化　杂交瘤细胞体外培养可得到的抗体效率有限，不能超过特定的细胞浓度，每天还要调换培养液，用体内杂交瘤细胞繁殖可消除这些限制。

(1) 单克隆抗体的制备：将 0.5ml 降植烷（或液状石蜡）注射每只 BALB/c 系小鼠（腹腔注射），7～10d 后腹腔注射 10^7 分泌单克隆抗体的杂交瘤细胞。经 2～3 周小鼠可产生实体瘤或腹水瘤，腹水增多。这时抽出腹水，置 4℃下 3000 r/min 离心 10min，取上清检测抗体效价，分装，低温保存。

(2) 单克隆抗体的纯化：虽然单克隆细胞培养物或腹水中具有高滴度抗体，对某些研究工作亦足够纯，但其中仍有许多无关蛋白质，它们来自培养基、宿主或克隆化细胞本身。因此有必要进一步分离和纯化。常用的方法有硫酸铵沉淀法和免疫亲和层析法。

【注意事项】

1. 整个实验过程均应严格无菌操作。

2. 制备饲养细胞时，在注入和抽取腹腔液时，避开大网膜，动作要轻，以免损伤肝、脾。

3. PEG 的量为 0.7ml，加终止剂的速度要均匀。

4. McAb 筛选前，应提前选择稳定的方法，固定检测系统及试剂。

5. 换液时避免细胞克隆被打散。

（王宗军）

第二章　免疫凝集类实验

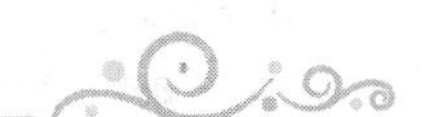

凝集反应是一种血清学反应。细菌、螺旋体和红细胞等颗粒性抗原或表面覆盖了抗原（或抗体）的颗粒状物质（如聚苯乙烯乳胶颗粒、明胶颗粒等）与相应抗体（或抗原）特异性结合后，在有电解质存在的条件下，经过一定时间，出现肉眼可见的凝集小块。参与凝集反应的抗原称为凝集原，抗体称为凝集素。凝集反应由于操作简便而广泛用于细菌鉴定、ABO 血型鉴定、颗粒性抗原免疫后抗体效价检测等方面。根据参与反应的抗原性质、试验方法、检测对象的不同，凝集反应可分为直接凝集反应、间接凝集反应等类型。

实验三　直接凝集试验

直接凝集试验是颗粒状抗原（如细菌、红细胞等）与相应抗体直接结合所出现的凝集现象。分为玻片法和试管法。玻片法是一种定性试验方法。可用已知抗体来检测未知抗原。若鉴定新分离的菌种时，可取已知抗体滴加在玻片上，将待检菌液 1 滴与其混匀。数分钟后，如出现肉眼可见的凝集现象，为阳性反应。该法简便快速，除鉴定菌种外，尚可用于菌种分型、测定人类红细胞的 ABO 血型等。试管法是一种定量试验的经典方法，可用已知抗原来检测受检血清中有无某抗体及抗体的含量，用来协助临床诊断或供流行病学调查研究。

【实验目的】

1. 通过细菌与其相应抗体的反应，掌握玻片法和试管法凝集试验的原理。

2. 熟悉凝集试验的方法和临床意义。

【实验原理】

颗粒性抗原与相应抗体在适当的条件下相混合，直接出现可见的凝集小块，称为直接凝集反应。

【实验内容】

（一）玻片凝集试验

1. 试剂与器械

(1) 标本：任一常见细菌的平板或斜面培养物。

(2) 试剂：与细菌对应的诊断血清（可用生理盐水做适当稀释以免发生前带现象）、生理盐水等。

(3) 器械：玻片、接种环等。

2. 实验方法

(1) 于洁净玻片的一端加生理盐水 1 滴，另一端加诊断血清 1 滴。

(2) 用接种环挑取待检细菌分别涂于生理盐水和待检血清中，充分混匀。

(3) 室温下静置数分钟观察结果。

3. 结果判断 生理盐水对照应不发生凝集，为均匀混浊的乳状液。在诊断血清中，细菌与相应抗体反应则出现肉眼可见的凝集块，为阳性结果。如与对照相同则为阴性。

本方法为定性试验，敏感性较低。但操作简便，反应迅速，目前仍然是细菌菌种鉴定和 ABO 血型鉴定的常规试验。

4. 注意事项

(1) 每一待检菌均需有生理盐水对照，当细菌发生（S-R）变异时，可发生自凝。对照发生凝集，试验结果无效。

(2) 在玻片两端涂布细菌时，注意一定要先在生理盐水中涂，后在诊断血清中涂，以免将血清误带入盐水中。

(3) 试验后的细菌仍有传染性，应将玻片放入消毒缸内。

(4) 做 ABO 血型鉴定时，室温过低（低于 10℃）可出现冷凝集，造成假阳性结果。

（二）试管凝集试验

1. 试剂与器械

(1) 试剂：待检血清、伤寒沙门菌 H 和 O 诊断菌液（7×10^8/ml）、抗伤寒沙门菌 H 和 O 抗血清（用生理盐水做 1∶10 稀释）、生理盐水。

(2) 器械：恒温水浴箱、试管架、试管、吸管等。

2. 实验方法

(1) 取洁净试管 8 支，排列于试管架上，依次编号；于各试管中均加入生理盐水 0.5ml。

(2) 吸取 1∶10 稀释的被检血清 0.5ml，加入第 1 管中，充分混合，吸出 0.5ml 放入第 2 管；混合后取出 0.5ml 于第 3 管中……；如此直至第 7 管，混匀后吸出 0.5ml 弃去。第 8 管不加血清，作为生理盐水对照。第 1 管至第 7 管的血清初始稀释度为 1∶20、1∶40、1∶80、1∶160、1∶320、1∶640、1∶1280。这种稀释方法称为连续倍比（2 倍）稀释法，是免疫学试验中常用的一种稀释方法。

(3) 每管加入诊断菌液 0.5ml，此时每管内的血清稀释度又增加了 1 倍。

(4) 摇匀后，放 37℃ 18～24h 后观察结果。操作程序见表 3-1。

表 3-1 试管凝集操作程序（单位：ml）

管号	1	2	3	4	5	6	7	8（对照）
生理盐水（ml）	0.5	0.5	0.5	0.5	0.5	0.5	0.5	0.5
								弃去 0.5
1∶10 血清（ml）	0.5	0.5	0.5	0.5	0.5	0.5	0.5	
诊断菌液（ml）	0.5	0.5	0.5	0.5	0.5	0.5	0.5	0.5
终稀释度	1∶40	1∶80	1∶160	1∶320	1∶640	1∶1280	1∶2560	–

3. 结果判断 判断凝集试验的结果，要有良好的光源和黑暗的背景，先不振摇，观察管底凝集物和上清浊度。然后轻轻摇动试管，注意观察凝集颗粒的松软、大小、均匀度等性状及液体的浑浊程度。

(1) 盐水对照管应无凝集现象，轻轻摇动试管，细菌分散均匀混浊。

(2) 在试验管，伤寒沙门菌O抗原凝集物呈颗粒状沉于管底，轻摇时不易开起和离散。H抗原凝集物呈絮状，疏松而大块地沉于管底，轻摇易开起和离散。根据凝集程度以“+”表示反应的强弱。

“4 +”很强，细菌全部凝集，凝块完全沉于管底，液体澄清。

“3 +”强，细菌大部分凝集，液体稍浑浊。

“2 +”中等强度，细菌部分凝集，液体较浑浊。

“+”弱，仅少量细菌凝集，液体浑浊。

“－”不凝集，液体浑浊度与对照管相同。

(3) 血清抗体效价判定，以出现“2 +”凝集反应的最大血清稀释度作为待检血清中抗体效价，也称为滴度。

4. 注意事项

(1) 抗原抗体比例适当时才能出现肉眼可见的反应。一般情况下，随着血清浓度的逐渐稀释，凝集反应越来越弱。但在抗体浓度过高时，反无凝集现象出现，此为前带现象。出现该情况时，需加大抗体稀释度重新试验。

(2) 注意温度、电解质、振摇对试验结果的影响。抗原抗体加入后，要充分混匀，以增加抗原抗体的接触。

本试验是一种经典的定量凝集试验，敏感性不高，但操作方法简单，至今仍在使用。用于临床的试管凝集反应主要有诊断伤寒和副伤寒病的肥达（Widal）试验、诊断斑疹伤寒和恙虫病等立克次体病的外斐（Weil Felix）试验、诊断传染性单核细胞增多症的嗜异性凝集试验等。

【思考题】

1. 简述抗体效价的定义。
2. 引起非特异性凝集的原因有哪些?

（李　睿）

实验四　间接凝集试验

间接凝集试验是将可溶性抗原（或抗体）先吸附于一种与免疫无关的、一定大小的颗粒状载体的表面，然后与相应抗体（或抗原）作用。在有电介质存在的适宜条件下，即可发生凝集，称为间接凝集反应。可用作载体的物质有红细胞、聚苯乙烯胶乳颗粒、明胶颗粒等，若所用载体为红细胞，称为间接血凝试验；若载体为胶乳颗粒，则称为间接胶乳凝集试验。根据致敏载体的方式，间接凝集试验可分为（正向）间接凝集试验（用吸附抗原的载体颗粒检测未知抗体）、反向间接凝集试验（用吸附抗体的载体颗粒检测未知抗原）等。由于载体颗粒增大了可溶性抗原的反应面积，当颗粒上的抗原与微量抗体结合后，就足以出现肉眼可见的反应，敏感性比直接凝集反应高得多。

一、类风湿因子的检测

【实验目的】

掌握间接血凝试验的原理及类风湿因子的检测方法，熟悉其方法及临床意义。

【实验原理】

类风湿因子（rheumatoid factor，RF）是一种抗变性 IgG 的自身抗体，具有与人或动物变性 IgG 结合的特点。将处理过的人 IgG 与聚苯乙烯胶乳颗粒结合成致敏颗粒，当待测血清中含有 RF 时，则与致敏颗粒上变性的 IgG 发生反应，出现凝集现象（图 4-1）。

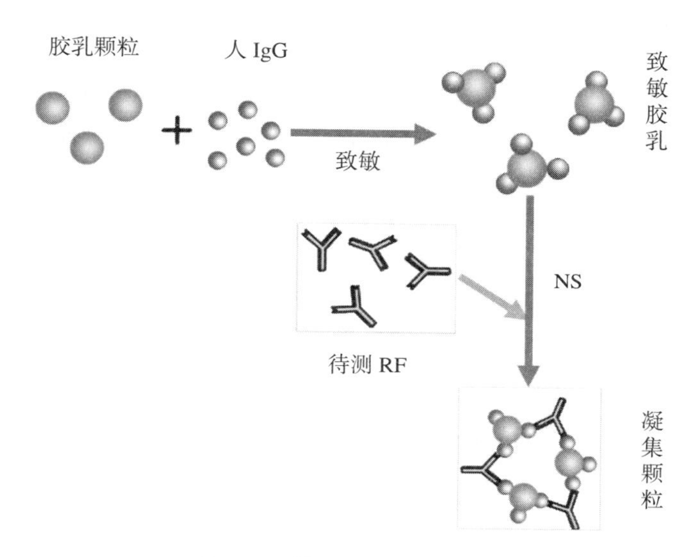

图 4-1　类风湿因子检测原理

【试剂与器械】

1. 试剂　人 IgG 致敏胶乳试剂（市售类风湿因子检测试剂）、类风湿因子阳性血清和阴性血清、临床标本筛选获得待测血清等。

2. 器械　黑色方格反应板、毛细滴管、试管、试管架、吸耳球、恒温水浴箱等。

【实验方法】

1. 待测血清、阳性血清、阴性血清分别用生理盐水做 1∶20 稀释，备用。

2. 在黑色方格反应板上取 3 个格，做好标记，用毛细滴管分别滴加稀释待测血清、阳性血清、阴性血清各 1 滴（约 50μl），然后每格加入人 IgG 致敏胶乳试剂 1 滴（约 50μl）。

3. 连续轻轻摇动反应板，2～3min 后观察结果。

【结果判断】

若胶乳颗粒凝集且液体澄清者为阳性反应；胶乳颗粒不凝集仍保持均匀胶乳状者为阴性反应。

【参考范围】

正常人为阴性。

【临床意义】

1. 75%～85% 的类风湿关节炎患者血清中可检出 RF，RF 的血清含量与疾病严重程度相关。

2. 干燥综合征、系统性红斑狼疮（SLE）、进行性系统硬化症患者血清常可检出 RF。RF 偶可见于结节性多动脉炎、冷球蛋白血症及亚急性感染性心内膜炎患者。

3. 某些正常人、尤其是年龄较大者的血清也可检出 RF，阳性率为 2%～5%。

【注意事项】

1. 加试剂和阴性、阳性对照，保证液滴大小一致。

2. 若阴性和阳性对照结果出现异常，则结果无效。

3. 胶乳试剂及阴性、阳性对照应储存于 4℃条件下，勿冷冻，使用前恢复至室温，并且摇匀。

4. 该法只能检出血清中的 IgM 型 RF。

本法快速、敏感、简便，而且是定量试验。间接凝集试验在临床检验中应用广泛，主要用于检测抗病原生物的抗体，例如抗脑膜炎球菌、沙门菌、志贺菌、结核分枝杆菌、肝炎病毒、流感病毒、血吸虫等病原体的抗体；也可用于检测自身抗体。

【方法评价】

1. 方法应用　常用于类风湿性关节炎的辅助诊断。

2. 方法评价　胶乳凝集试验操作简便、快速、无需特殊仪器，常用于定性检测，是某些疾病诊断较好的过筛实验。

二、抗链球菌溶血素“O”的检测

【实验目的】

1. 掌握胶乳凝集试验检测抗链球菌溶血素“O”（anti-streptolysin O，ASO）的实验原理、方法、操作步骤、结果观察。

2. 熟悉 ASO 检测的临床意义。

【实验原理】

将链球菌溶血素“O”（streptolysin O，SLO）吸附在聚苯乙烯胶乳颗粒表面制成胶乳试剂，与待测血清混合，若待测血清中有抗链球菌溶血素“O”，即可出现肉眼可见的凝集现象。

【试剂与器械】

1. 试剂　ASO 胶乳试剂，阴性和阳性对照血清。

2. 待测血清。

3. 其他材料　微量加样器、Tip 头、牙签、黑格反应板、废物杯、84 消毒液等。

【实验方法】

1. 取洁净黑格反应板 1 块。

2. 在反应板对应格中分别加待测血清 20μl，阴性对照血清、阳性对照血清各 1 滴。

3. 加 ASO 胶乳试剂 1 滴于上述各格中，牙签混匀，轻轻摇动反应板，2～3min 后观察结果。

【结果判断】

1. 结果判断方法

(1) 先观察阳性对照和阴性对照，阳性对照格应出现凝集的胶乳颗粒，阴性对照格无凝集，仍保持均匀胶乳状。

(2) 待测血清格内若出现胶乳颗粒凝集且液体澄清者为阳性；胶乳颗粒不凝集，仍保持均匀胶乳状为阴性。

2. 结果报告　有凝集报“ASO：阳性”；无凝集报“ASO：阴性”。

【参考范围】

正常人为阴性。

【临床意义】

SLO 抗原性强，85%～90% 的化脓性链球菌感染者，在感染后 2～3 周至病愈后数月到 1 年内可检出 ASO，风湿热患者血清中 ASO 显著增高。

【注意事项】

1. 加试剂和阴性、阳性对照，保证液滴大小一致。

2. 若阴性和阳性对照结果出现异常，则结果无效。

3. 标本溶血、高脂血症、高胆红素血症、被细菌污染，都会影响本试验的结果。

4. 胶乳试剂不能冻结，置 4℃条件下可保存 1 年。

5. 胶乳试剂在使用前，应在室温环境中放置 30min 以上，并且混匀。

【方法评价】

1. 方法应用　作为化脓性链球菌感染和风湿热的辅助诊断指标。

2. 方法评价　胶乳凝集试验操作简便、快速、无需特殊仪器，常用于定性检测，是某些疾病诊断较好的过筛实验。

三、梅毒 TRUST 检测

甲苯胺红不加热血清试验（tolulized red unheated serum test，TRUST）是一种非梅毒螺旋体抗原血清试验，主要用于梅毒的筛选和疗效观察。用正常牛心肌的心磷脂（cardiolipin，二磷酸酰甘油衍生物）作为抗原，而不是用螺旋体作为抗原，来测定患者血清中的反应素（非特异性抗体——抗心磷脂抗体）。用来初步筛查梅毒螺旋体感染。反应素在初期梅毒病灶出现后 1～2 周就可测出，在二期梅毒滴度最高，三期梅毒较低。

【实验目的】

1. 掌握 TURST 试验的原理、操作步骤、结果观察。

2. 熟悉 TRUST 检测的临床意义。

【实验原理】

用 VDRL 抗原（牛心磷脂、卵磷脂及胆固醇）吸附特制甲苯胺红制成致敏粒子，当这种致敏粒子与样本血清作用时，若样本中含有抗心磷脂抗体（反应素）则与其结合，形成肉眼可见的红色凝集反应现象。

【实验材料】

1. 试剂盒　包括 TURST 抗原悬液、阴性和阳性对照血清、试验用卡片、专用滴管及针头。

2. 器材　微量加样器、加样 Tip 头、冰箱等。

3. 0.9% NaCl（生理盐水）。

4. 被检血清。

【实验步骤】

1. 定性试验

(1) 分别吸取 50μl 梅毒阳性对照、阴性对照和待测血清均匀铺加在纸卡的 3 个圆圈中。

(2) 用专用滴管及针头垂直分别滴加 TRUST 试剂 1 滴于上述血清中。

(3) 按 100r/min 摇动 8min，肉眼观察结果。

2. 半定量试验　将待检血清用生理盐水做倍比稀释，然后按上述定性方法进行试验，以呈现明显凝集反应的最高稀释度作为该血清的凝集效价。

【实验结果】

1. 阳性反应（+++ ~ ++++）　可见中等或较大的红色凝聚物。

2. 弱阳性反应（+ ~ ++）　可见较小的红色凝聚物。

3. 阴性反应（－）　可见均匀的抗原颗粒而无凝聚物。

【参考范围】

正常人为阴性。

【临床意义】

二期和三期梅毒血清中反应素阳性率达到 53% 以上，二期梅毒及先天性梅毒阳性率可达 100%，作为诊断梅毒的初筛试验。TRUST 为非梅毒螺旋体抗原试验，特异性较差，存在假阳性，主要表现在结缔组织病、自身免疫性疾病等血清中也可出现反应素。对于敏感性，由于感染梅毒后反应素的出现晚于梅毒特异性抗体，且晚期梅毒反应素可转阴，因此发生梅毒血清假阴性反应。

【注意事项】

1. 本试验在 23 ~ 29℃条件下进行。

2. TRUST 试剂使用前应充分摇匀。

3. 为避免干扰结果，高脂血症、溶血或污染的血清不要用于检测，样本不应加热灭活。

4. 本试验系非特异性反应，需结合临床进行综合分析，必要时需做梅毒螺旋体抗体特异性试验。

【方法评价】

操作简便、快速，无需特殊仪器，作为检测梅毒的初筛实验。

【思考题】

1. 什么是间接凝集试验?

2. 如何正确操作间接凝集试验?

（李　睿）

实验五　间接凝集抑制试验

间接凝集抑制试验是利用已知抗原致敏的颗粒与待测标本中可溶性抗原（包括半抗原）竞争有限抗体的经典血清学方法。检测时先将抗体试剂与待测标本混合，再加入抗原致敏的载体颗粒，若标本中含有相应抗原，则与抗体试剂结合，阻断了载体颗粒表面的抗原与抗体的结合，故不出现凝集为阳性结果；若标本中没有与抗体试剂相对应的抗原，则抗体试剂与随后加入的致敏载体上的抗原结合而出现凝集。

本实验以检测人绒毛膜促性腺激素（human chorionic gonadotropin，HCG）的妊娠免疫诊断试验为例进行胶乳凝集抑制现象的观察。

【实验目的】

掌握间接凝集抑制试验的原理，熟悉其方法和临床意义。

【实验原理】

孕妇尿液中含有HCG，正常人尿中无HCG。当向孕妇尿中加入一定量抗HCG抗体时，尿中HCG即与抗HCG抗体发生抗原抗体反应，此时，再加入胶乳抗原（吸附有HCG的聚苯乙烯胶乳颗粒），因抗体被消耗，故不能发生凝集，即凝集被抑制，为凝集抑制试验阳性（图5-1）；若尿中无HCG（非妊娠尿），则加入的抗HCG抗体未被结合和消耗，可与随后加入的胶乳抗原发生反应，出现肉眼可见的细颗粒，即凝集未被抑制，为凝集抑制试验阴性。

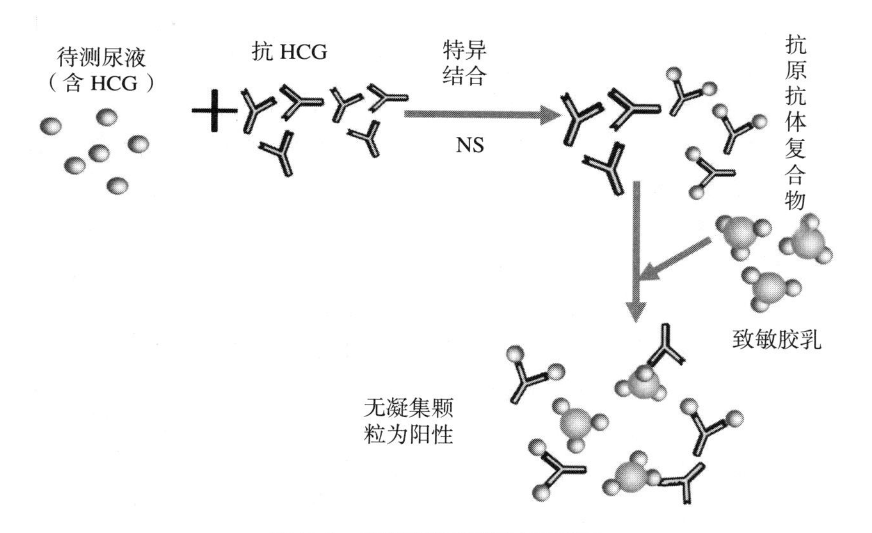

图5-1　间接凝集抑制试验原理

【试剂与器械】

1.试剂　孕妇尿、人绒毛膜促性腺激素（HCG）、致敏的乳胶颗粒、抗人HCG和生理盐水等。

2.器械　反应板或玻片、滴管、玻棒或牙签等。

【实验方法】

1.所有试剂使用前均先放室温下预温。

2.在黑色方格反应板上取3个格，并分别标上阳性、阴性及待测标本记号。

3.吸取尿标本1滴置于玻片的中央格，两侧分别加1滴正常人尿或生理盐水（阴性对照）和孕妇尿（阳性对照）。

4.然后每格加抗HCG抗体1滴（约50μl），轻轻摇动玻片，使其充分混匀，反应1～2min。

5. 于上述 3 格中各滴加胶乳抗原 1 滴（约 50μl）。

6. 用牙签搅动混匀后，缓慢摇动玻片 2 ~ 3min，在较强光线下观察结果。

【结果判断】

结果判断参见表 5-1，生理盐水对照侧应出现明显的凝集颗粒，而加入尿标本的试验侧若亦呈现凝集，表明 HCG 阴性，如仍呈均匀乳白状则为 HCG 阳性。

表 5-1　胶乳妊娠试验

样本	待检尿液		孕妇尿液	正常人尿（或 NS）
现象	凝集	不凝集	不凝集	凝集
结果判定	非妊娠尿	妊娠尿	阳性对照	阴性对照

【注意事项】

1. 待测尿液以晨尿为好，此时 HCG 含量最高，若不及时检测应将标本置冰箱冷藏。冷藏超过 24h 则应置 –20℃冻存。在使用前先经 37℃水浴并充分混匀。标本中若含血细胞或较多蛋白质和细菌污染则不宜使用。

2. 所用试剂均应保存于 4℃，切勿冻存，使用前应摇匀。

3. 做间接凝集抑制试验时应注意标本及各诊断试剂加入的先后次序，必须设立阳性和阴性对照。结果观察时可置黑色背景下，亦可倾斜反应板或玻片于液体流动时观察。

4. 若出现非均匀漂浮状白色颗粒，可能系非特异性凝集，此时应将尿液离心后取上清重复试验或重新留尿液检测。

用该法诊断妊娠，既简便，特异性又强，阳性和阴性的符合率高；但敏感性较低，一般在妊娠妇女停经后 40d 左右方可测出 HCG。若在试验中使用抗 HCG β 亚单位的单克隆抗体，一方面可以减少与其他激素（促黄体生成激素、促卵泡激素等）的交叉反应，同时亦可提高试验的敏感性。近年来，临床上多应用胶体金检测 HCG 做“早早孕”诊断。

本法的临床意义是：①妊娠免疫诊断试验是临床常用的经典胶乳凝集抑制试验，孕妇尿中含有 HCG，故呈阳性反应，人工流产或剖宫术后无胎盘组织残留者，HCG 转为阴性。②绒毛膜上皮癌、葡萄胎及睾丸畸胎瘤患者尿中，HCG 含量远较正常妊娠尿液为高，尿液做 1∶200 稀释后仍可呈阳性反应，术后可转为阴性，若仍为阳性应考虑手术不彻底或肿瘤已有转移。

【思考题】

1. 凝集抑制试验可用于哪些类别抗原的测定？

2. 在胶乳凝集抑制试验时如何进行质量控制？

（李　睿）

第三章　免疫沉淀类实验

可溶性抗原与相应抗体结合，在一定条件下，出现肉眼可见的沉淀物质称为沉淀反应（precipitation）。沉淀反应包括环状沉淀试验、絮状沉淀反应和琼脂扩散试验等。最常用的为琼脂扩散试验。

琼脂扩散试验为可溶性抗原与相应抗体在含有电解质的半固体凝胶（琼脂或琼脂糖）中进行的一种沉淀试验。琼脂在试验中只起网架作用，含水量为99%，可溶性抗原与抗体在其间可以自由扩散，若抗原与抗体相对应，比例合适，在相遇处可形成白色沉淀线，是为阳性反应。沉淀线在凝胶中可长时间保持固定位置并可经染色后干燥保存。沉淀线（带）对抗原与抗体具有特异的不可透性，而非特异者则否。所以一个沉淀线（带）即代表一种抗原与抗体的沉淀物，因而本试验可对溶液中不同抗原抗体系统进行分析研究。

实验六　单向琼脂扩散试验

【实验目的】

了解单向琼脂扩散试验的方法、结果观察及用途。

【实验原理】

单向琼脂扩散试验是一种常用的定量检测抗原的方法。将适量抗体与琼脂混匀，浇注成板，凝固后，在板上打孔，孔中加入抗原，抗原就会向孔的四周扩散，边扩散边与琼脂中的抗体结合。一定时间后，在两者比例适当处形成白色沉淀环。沉淀环的直径与抗原的浓度成正比。如事先用不同浓度的标准抗原制成标准曲线，则从曲线中可求出标本中抗原的含量。

本试验主要用于检测标本中各种免疫球蛋白和血清中各种补体成分的含量，敏感性很高。

【实验材料】

1. 试剂　待检人血清、免疫球蛋白工作标准（IgG含量为10.10mg/ml）、免抗人IgG抗血清（效价1：100）、琼脂糖或琼脂粉、生理盐水、叠氮化钠（NaN_3）。

2. 仪器　水浴箱、温箱。

3. 材料　载玻片、微量加样器、打孔器、5ml吸管、吸球、三角烧瓶、湿盒、半对数坐标纸等。

【实验步骤】

操作步骤见图6-1。

1. 制备抗体琼脂凝胶　用生理盐水配制10～15g/L琼脂，加0.01%（0.1g/L）NaN_3，隔水加热煮沸琼脂，置56℃水浴中备用。吸取99ml已融化的琼脂于三角烧瓶中，置56℃水浴

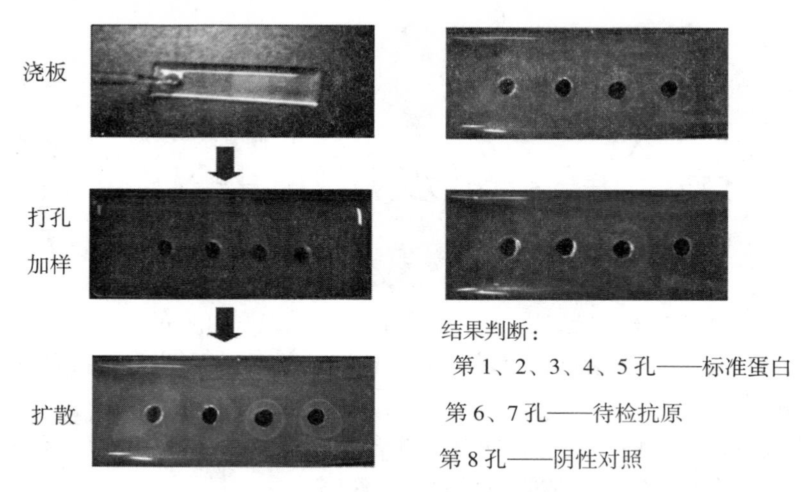

图 6-1 单向琼脂扩散操作

中保温，将预温的羊抗人 IgG 抗血清 1ml 与琼脂充分混合，继续保温于 56℃水浴中备用。

2. 浇板 将清洁干燥的载玻片置于水平台上，用吸管吸取充分混匀的抗体琼脂 4 ~ 4.5ml 倾注于玻片上，置室温冷却凝固。要求浇板时要均匀、平整、无气泡、薄厚均匀。

3. 打孔 用打孔器在免疫琼脂板上打孔，孔径 3mm，孔间距为 10 ~ 12mm。要求孔径打得圆整光滑，孔缘不能破裂，底部勿与玻片分离。

4. 加样 稀释人免疫球蛋白工作标准品：取冻干人免疫球蛋白工作标准品 1 支加蒸馏水 0.5ml，待完全溶解后，用生理盐水稀释成不同的稀释度。其稀释范围为 1∶5、1∶10、1∶20、1∶40，IgG 相应含量为 2020、1010、505、252 mg/L。稀释待检血清：将待检血清用生理盐水做 1∶40 稀释。用微量加样器分别吸取各稀释度的人免疫球蛋白工作标准品 10μl 加入到标准抗原孔，制备标准曲线。再用同样的方法吸取已稀释好的待检血清 10μl 加入到待检血清孔。

将加好样的琼脂凝胶板平放于湿盒中，37℃温箱温育 24h，观察结果。如果沉淀环不清晰，可用生理盐水浸泡 2 ~ 3h。

【结果判断】

1. 绘制标准曲线 以各稀释度工作标准的沉淀环直径为横坐标，相应孔中的 IgG 含量为纵坐标，在半对数纸上按 Fahey 法绘制出标准曲线。

2. 结果判定 以待测标本孔的沉淀环直径查标准曲线，将查得的 Ig 含量乘以标本的稀释倍数，即待检标本血清中 Ig 的实际含量。

【实验讨论】

单向免疫扩散试验方法简便，易于操作，且重复性和线性均可信赖。但敏感度稍差，观察结果所需时间较长，每次需做参考血清对照，不可一次做成，长期使用。应用此方法除检测人血清 IgG 含量外，还可用于健康人群或患者血清中 IgA、IgM、补体、白蛋白、蛋白酶等蛋白质含量的定量测定。

（王宗军）

实验七　双向琼脂扩散试验

【实验目的】

了解双向琼脂扩散试验的种类、原理及用途。

【实验原理】

在琼脂凝胶中，待检人血清 IgG 和兔抗人 IgG 抗血清在不同孔内各自向四周扩散，在比例恰当处形成肉眼可见的白色沉淀线，证明两者发生特异性结合反应。本法可检测抗原或抗体的纯度。

【实验材料】

1. 试剂　健康人血清，用生理盐水做 1∶5 至 1∶40 系列倍比稀释、兔抗人 IgG 抗血清、10～15g/L 琼脂糖或琼脂粉。

2. 仪器　水浴箱、温箱。

3. 材料　载玻片、微量加样器、打孔器、5ml 吸管、吸球、湿盒等。

【实验步骤】

操作步骤如图 7-1。

1. 制备琼脂凝胶　用生理盐水配制 10～15g/L 琼脂，隔水加热煮沸备用。

2. 浇板　将载玻片置于水平台上，用吸管吸取 4～4.5ml 融化的琼脂倾注于玻片上，滴加时注意速度不要过快，要使琼脂盖满整张玻片，使其均匀、饱满，勿溢出并避免产生气泡。

3. 打孔　待琼脂凝固后，将梅花形打孔模板置于琼脂板下，用直径 3mm 的打孔器打孔，使其孔径为 3mm，孔距为 4mm，孔要求圆整光滑，孔缘不能破裂，底部勿与载玻片脱离。

4. 加样　用 10μl 微量加样器分别取抗原、抗体加入孔中。中心孔加入抗体，周围孔分别加入不同稀释度的抗原。

5. 温育　将加好样的琼脂凝胶板平放于湿盒中，37℃温箱温育 24h，观察沉淀线。

【结果判断】

以出现沉淀线的正常人血清最高稀释度为人血清 IgG 的扩散效价。

【实验讨论】

该方法简便易行，结果稳定可靠。根据抗原抗体相遇后所出现沉淀线的特征，对其进行定性分析。若相邻两孔内抗原成分完全相同，则形成完全相连的 2 条沉淀线；若抗原完全不同，则形成交叉的 2 条沉淀线；若抗原部分相同，则形成部分相连的 2 条沉淀线；当抗原存在多种成分时，则呈现多条沉淀线乃至交叉反应线。因此可根据沉淀线的位置、形状、数目等，初步分析抗原和抗体的纯度、浓度、扩散速度等理化性状。该方法除用于血清 IgG 的检测以外，还曾用于诊断和分析某些疾病，如检测 AFP、HBsAg 等，但敏感度低，所需时间长。

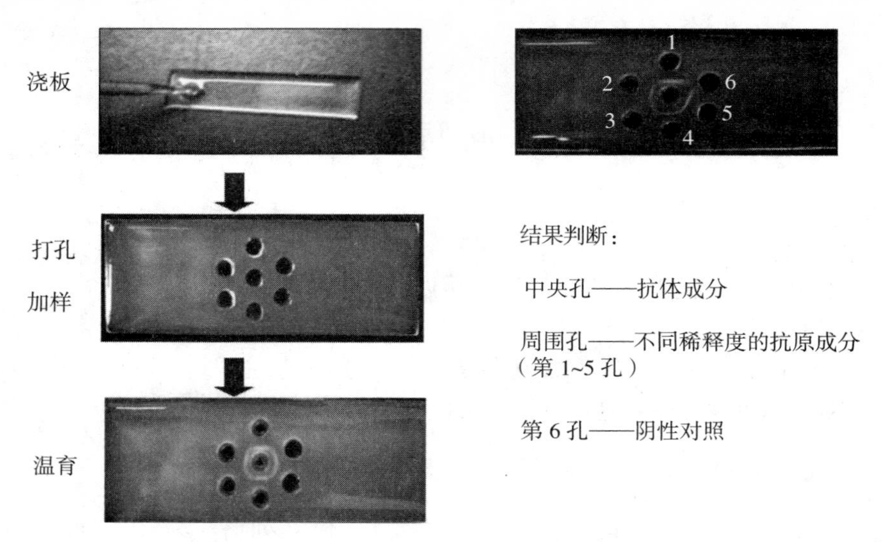

图 7-1 双向琼脂扩散操作

（王宗军）

实验八 对流免疫电泳

【实验目的】

了解对流免疫电泳的试验原理、方法及特点。

【实验原理】

本试验是把双向扩散试验和电泳技术结合起来建立的一种定性方法。溶液中带电的质点如氨基酸、蛋白质等，在电场中向与它带相异电荷的电极移动，这种现象称为电泳。在电场中，液体对固体做相对移动称为电渗。通常琼脂带负电荷，缓冲液相对带正电荷，电渗的方向是由正极向负极移动。一般蛋白质抗原等电点较低，分子量较小，在缓冲液中带较多的负电荷，因此，电泳时速度较快，能克服电渗作用，从负极向正极移动；而抗体为球蛋白，等电点较高，带负电荷较少，且分子量大，在电场中移动较慢，不足以克服电渗作用，最后表现为由正极向负极移动。抗原和抗体做定向对流，在两者相遇的适当比例处结合，形成沉淀线。

本试验因限制了双向扩散试验时抗原抗体的多向自由扩散，从而提高了试验的敏感性，并缩短了反应时间。

【实验材料】

1. 试剂　人血清、兔抗人血清、pH 8.6 的巴比妥缓冲液 0.05mol/L、用巴比妥缓冲液配制的 1% 琼脂。

2. 仪器　电泳槽、电泳仪、水浴箱。

3. 材料　孔型模板、打孔器、滤纸、纱布条、微量加样器、载玻片、吸管、吸球等。

【实验步骤】

操作步骤如图 8-1。

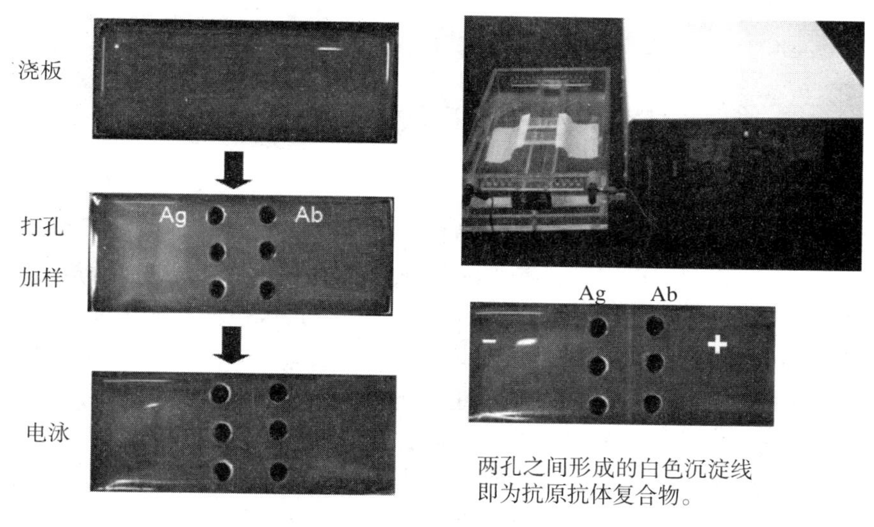

图 8-1　对流免疫电泳操作

1. 制备巴比妥琼脂凝胶　取出一清洁载玻片，用 75% 乙醇冲洗干净，晾干备用。将 1% 巴比妥琼脂融化后，置 56℃水浴中备用。用吸管吸取 4 ~ 4.5ml 琼脂溶液滴加于玻片上，室温放置，待凝固后打孔，孔径 3mm，孔距 10mm。

2. 加样　用微量加样器分别吸取抗原 10μl 加入阴极侧孔内，抗体 10μl 加入阳极侧孔内，所加样品切勿外溢。

3. 电泳　将加样完毕的琼脂板置电泳槽的支架上，抗原孔置阴极端，抗体孔置阳极端，电泳槽内加 pH 8.6 的巴比妥缓冲液 0.05mol/L 至电泳槽的 2/3 处，琼脂板两端分别用盐桥与缓冲液相连。控制端电压为 5 ~ 6V/cm 板长（大概 110 伏电压），电泳 30 ~ 60min。电泳完毕后，切断电源。

【结果判断】

在抗原和抗体两孔之间形成的白色沉淀线即为抗原抗体复合物。如果沉淀线不够清晰，于湿盒中 37℃保温数小时，可增强沉淀线的清晰度。

【实验讨论】

此方法简便、快捷。敏感性比双向免疫扩散法高 8 ~ 16 倍。需要选择高特异性、高亲和力的抗体，否则结果难以判断。对流免疫电泳在临床常用于某些抗原的定性检测（如 AFP、HBsAg 等），同时也可用于抗原的半定量测定，或根据沉淀线的位置、形状对抗原和抗体进行相对浓度的分析。由于该方法分辨率差，当多种抗原抗体系统同时存在时，形成的沉淀线常重叠，难以分辨。

（王宗军）

实验九　环状沉淀试验

环状沉淀试验是Ascoli于1902年建立的，其方法是：先将抗血清加入内径1.5～2mm小玻管中，约装1/3高度，再用细长滴管沿管壁叠加抗原溶液。因抗血清蛋白浓度高，比重较抗原大，所以两液交界处可形成清晰的界面。此处抗原抗体反应生成的沉淀在一定时间内不下沉。一般在室温放置10min至数小时，在两液交界处呈现白色环状沉淀则为阳性反应。本技术的敏感度为3～20μg/ml抗原量。

环状试验中抗原、抗体溶液须澄清。该试验主要用于鉴定微量抗原，如法医学中鉴定血迹、炭疽的诊断（Ascoli试验）、流行病学用于检查媒介昆虫体内的微量抗原等，亦可用于鉴定细菌多糖抗原。因该技术敏感度低，且不能做2种以上抗原的分析鉴别，现已少用。

【实验材料】

1.免疫血清　免疫兔抗人血清。

2.抗原　人血清。

3.材料　小沉淀管、毛细吸管、橡皮头、生理盐水。

【实验步骤】

1.取小沉淀管2只，以毛细吸管吸取兔抗人血清约0.2 ml，加入第1管，加时注意不能有气泡。

2.以毛细吸管吸取生理盐水0.2 ml加入第二管。

3.用毛细吸管吸取人血清0.2 ml加入各管，加时应注意使抗原溶液缓缓由管壁流下，轻浮于血清面上，使成一明显界面，切勿使之相混。

4.置室温中10～20min，观察液面有无乳白色沉淀环，若有则为阳性。

【思考题】

1.几种琼脂扩散试验的原理和用途有何不同？

2.试从不同角度分析琼脂单向扩散试验和双向扩散试验的区别。

3.对流免疫电泳时抗体为什么会泳向阴极？

（王宗军）

第四章　酶免疫检验技术

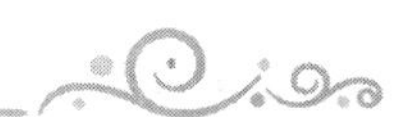

酶免疫分析技术是以酶标记的抗原（抗体）作为主要试剂，将抗原抗体反应的特异性与酶高效催化反应的专一性、敏感性相结合，检测样本中相应的抗体（抗原）的一种免疫检测技术。

作为一种经典的免疫标记技术，酶免疫分析技术具有灵敏度高、特异性强、准确性好、酶标记物有效期长、试剂价格低廉、操作简便等优点。近年来，随着单克隆抗体技术、化学发光技术、生物素 - 亲和素技术等相关技术的发展，酶免疫分析技术不断改进与更新，灵敏度、特异性和自动化程度得到进一步提升，现已被广泛应用于医学和生物学科的各个领域。

（一）基本原理

将某种酶结合到特异性抗原（抗体）上，使这种酶标记的抗原（抗体）既保留酶对底物的催化活性，又保留抗原与抗体的免疫学活性，当酶标记的抗原（抗体）与相应抗体（抗原）反应后，通过酶对底物的显色反应来对抗体或抗原进行定性、定位或定量分析。以标记抗原（$Ag^{※E}$）检测样品中抗体（Ab）为例，其反应原理简示如下：

$$Ag^{※E} + Ab \rightarrow Ag\text{–}E\ Ab \rightarrow \text{加底物显色}$$

酶对底物的催化反应具有专一性、高效性及生物放大作用等特点，并且不破坏抗原抗体反应的特异性，因此提高了检测的敏感性。

（二）技术类型

根据实际应用目的不同，酶免疫分析技术可分为以下两类。

1. 酶免疫组织化学技术（enzyme immunohistochemistry technique，EIHCT）　主要用于组织切片或其他标本中抗原成分的定位分析。

2. 酶免疫测定技术（enzyme immunoassay，EIA）　主要用于液体标本中抗原（抗体）的定性或定量检测。

实验十　酶联免疫吸附试验

酶联免疫吸附试验（enzyme-linked immunosorbent assay，ELISA）是一种用酶标记抗原或抗体，在固相反应板上进行抗原抗体反应，通过酶催化底物显色，测定抗原或抗体的方法。该法将抗原抗体反应的特异性与酶促反应的高效性和显色性有机地结合起来，具有特异、敏感、简便、易于观察结果，以及一次可测定多个标本等优点。常用于检测体液中的微量抗原和抗体。

ELISA 的类型很多，主要有间接法、双抗体夹心法、双抗原夹心法、竞争法、捕获法等。

一、 HBsAg 检测（ELISA 双抗体夹心法）

【实验目的】

1. 掌握双抗体夹心法检测 HBsAg 的原理、方法、操作步骤、结果观察与判断、报告、注意事项等。

2. 熟悉 HBsAg 检测的临床意义。

【实验原理】

采用抗 HBs 包被酶标板，用辣根过氧化物酶（horseradish peroxidase，HRP）标记的抗 HBs 为酶标抗体（酶结合物，即抗 HBs-HRP），以四甲基联苯胺（tetramethyl benzidine，TMB）和过氧化氢为显色底物。当标本中存在 HBsAg 时，该 HBsAg 与包被在酶标板上的抗 HBs 结合并与抗 HBs-HRP 结合，形成抗 HBs-HBsAg- 抗 HBs-HRP 复合物，加入显色底物后产生显色反应，反之则无显色反应。最后加入终止液终止反应，观察各孔的颜色变化或利用酶标仪检测各孔的吸光度值（A 值），判断试验结果并确定待测标本中 HBsAg 的含量。该试验具有敏感性高、特异性强、标准化程度高等特点。

【试剂与器材】

1. 待测标本。

2. HBsAg 检测 ELISA 试剂盒（双抗体夹心法）。

3. 振荡器、手掌式离心机、恒温箱、洗板机、酶标仪（检测波长 450nm，参考波长 630nm）。

4. 计时器、微量加样器、不同规格的 Tip 头、吸水纸、一次性手套等。

【实验步骤】

ELISA 双抗体夹心法检测 HBsAg 操作步骤见图 10-1。

1. 实验准备　从冷藏环境中取出 HBsAg 检测试剂盒，在室温下平衡 30min，将浓缩洗涤液按说明书稀释为应用液。

2. 加待测标本　每次试验设阴性、阳性对照各 2 孔，分别加入阴性、阳性对照 0.1ml，空白对照 1 孔；其余各孔加入待测标本各 0.1ml，置 37℃孵育 60min。

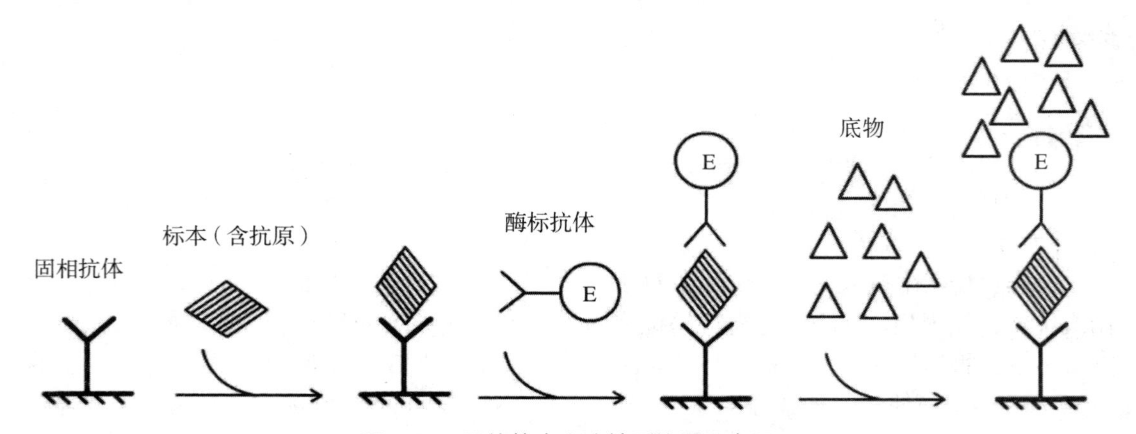

图 10-1　双抗体夹心法检测抗原示意图

3. 洗板 利用自动洗板机洗板，共洗涤 5 次。洗涤液应注满每孔，并确保每次吸净无残留，最后在吸水纸上拍干。

4. 加酶结合物（酶标抗体） 除空白对照孔外，各孔加入酶结合物 0.1ml，充分混匀，37℃孵育 30min 后洗板（洗板程序与上述步骤 3 相同）。

5. 加显色剂（底物）显色 先加入显色剂 A，每孔 0.05ml，再加入显色剂 B，每孔 0.05 ml（空白对照孔均不加）；充分混匀，37℃避光孵育显色 30min。

6. 终止反应 每孔中加入终止液 0.05ml，混匀。

7. 结果观察与测定 直接用肉眼观察或用酶标仪检测各孔吸光度值（A 值）。

【实验结果】

1. 目测法 在白色背景上用肉眼观察，阴性对照与空白对照不显色，阳性对照孔出现明显的颜色变化，被检样本孔显色深于阴性对照孔者可判为阳性，无色为阴性，以“+”、“–”号表示。

2. 酶标仪测定法 在酶标仪上测定各孔的 A 值（A_{450}），以单波长 450nm（以空白孔校零）或 450nm/630nm 双波长进行检测。

3. 结果报告

(1) 标本孔 A 值≥临界值（Cut-off 值）为阳性，标本孔 A 值＜临界值为阴性。

(2) 阳性结果表示标本中含有 HBsAg，或非特异反应因素。

(3) 阴性结果表示标本中不含有 HBsAg，或标本中的 HBsAg 含量低于试剂盒的检测范围。

【参考范围】

1. 阴性对照平均 A 值＜0.1，阳性对照平均 A 值＞1.2。

2. 阴性对照平均 A 值＜0.05 时按 0.05 计算，＞0.05 时按实际值计算。

3. Cut-off 值计算：Cut-off 值＝阴性平均 A 值 ×2.1。

【临床意义】

HBsAg 检测是临床实践中乙型肝炎五项检测的重要指标之一。阳性结果的标本需要进行重复实验，只有经过重复或再重复实验仍为阳性结果的标本，可判断为 HBsAg 阳性。阳性结果的标本如复检为阴性结果应被认为是阴性标本。

【注意事项】

1. 试验时，应分别以阳性对照与阴性对照控制试验条件，待检标品应做一式两份，以保证试验结果的准确性。有时本底较高，说明有非特异性反应，可采用羊血清、兔血清或牛血清白蛋白（bovine serum albumin，BSA）等封闭。

2. 洗板的步骤至关重要，洗涤时应确保洗涤干净，并避免洗涤液过量溢出，避免假阳性。

3. 洗板时所用的吸水纸请勿反复使用。

【方法评价】

1. 方法应用 本法是临床实践和科学研究中检测 HBsAg 及其他各类抗原最常用的 ELISA 方法。

2. 方法评价 该方法具有操作简便、灵敏度较高、特异性强、标准化程度高等优点。

（王文国）

二、HBsAb 检测（ELISA 双抗原夹心法）

【实验目的】

1. 掌握 ELISA 双抗原夹心法测定 HBsAb 的检测原理、操作步骤与结果判定。

2. 熟悉酶标仪的使用。

【实验原理】

将特异性 HBsAg 包被于固相载体上，待测标本（HBsAb）分别与固相抗原（HBsAg）、酶标抗原（HBsAg-HRP）结合形成固相抗原 - 抗体 - 酶标抗原复合物，由于反应体系中固相抗原与酶标抗原的量相对于待测抗体是过量的，因此，复合物的量与待测抗体的含量呈正比，通过酶催化底物显色反应的强度即可判断待测抗体的有无与含量。

【实验材料】

1. 待测血清。

2. 酶标记物（HBsAg-HRP）。

3. 阳性、阴性对照血清。

4. 洗涤液（含 PBS 和 Tween-20 的缓冲液）。

5. 底物液 A（含过氧化物的枸橼酸盐缓冲液）。

6. 底物液 B[含溶于枸橼酸盐缓冲液中的四甲基联苯胺（TMB）]。

7. 终止液 1M H_2SO_4 溶液。

8. 酶标板（已包被 HBsAg）、酶标仪、微量加样器、洗板机、水浴箱或恒温箱、蒸馏水或去离子水。

【实验步骤】

1. 基本步骤　见图 10-2。

2. 实验操作方法

(1) 试剂盒样本：放置室温平衡 30min。

(2) 加样：将待测血清、阳性与阴性对照血清各 100μl 加于已包被抗原的相应孔内，轻轻振荡混匀，用封板膜将板孔封好。

(3) 温育：置 37℃孵育 60 min。

(4) 加酶标记物：小心将封板膜揭掉，除空白对照孔外，每孔加 50μl 酶标记物，轻轻振荡混匀，用封板膜将板孔封好。

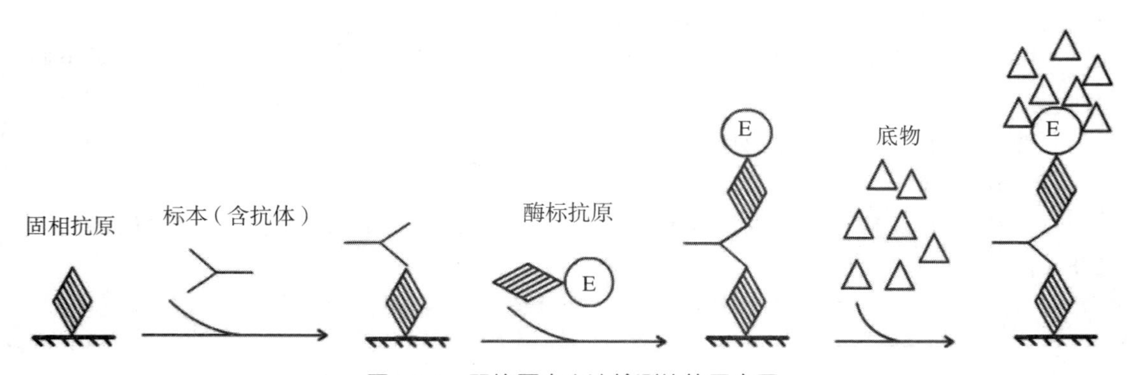

图 10-2　双抗原夹心法检测抗体示意图

(5) 温育：置 37℃孵育 30 min。

(6) 洗涤：小心将封板膜揭掉。手工洗板：扣去孔内液体，洗涤液注满各孔，静置 20～60s，甩干，重复 5 次后拍干。洗板机洗板：使用洗板机吸干孔内液体，用洗涤液充分洗涤 5 次（设定每遍洗涤有 20～60s 的浸泡时间）。最后一次洗完后尽量在吸水纸或干净纱布上将板拍干。

(7) 显色：每孔加底物液 A、B 各 50μl 轻轻振荡混匀，用封板膜封板后，置 37℃孵育 30min。

(8) 终止反应：小心将封板膜揭掉，每孔加 50μl 终止液终止反应。

(9) 结果观察与测定：直接用肉眼观察或用酶标仪检测各孔 A 值。

【实验结果】

1. 目测法　在白色背景上用肉眼观察，阴性对照与空白对照不显色，阳性对照孔出现明显的颜色变化，被检样本孔显色深于阴性对照孔者可判为阳性，无色为阴性。

2. 酶标仪测定法　采用反应底物的最大吸收波长测定各孔吸光度值，本试验底物为 TMB，最大吸收波长为 450nm，因此应在 450nm 波长用酶标仪测定吸光度值，以空白对照管调零后测各孔 A 值，若样本孔 A 值 / 阴性对照孔平均 A 值≥2.1 判定为阳性，否则为阴性，测定需在 30min 内完成。

【参考范围】

1. 阴性对照平均 A 值＜0.1，阳性对照平均 A 值＞1.2。

2. 阴性对照平均 A 值＜0.05 时按 0.05 计算，＞0.05 时按实际值计算。

3. Cut-off 值计算。Cut-off 值＝阴性对照平均 A 值 ×2.1。

【临床意义】

1. HBsAb 阳性证明以往有过乙型肝炎病毒感染的历史，机体产生了一定的免疫力。

2. 注射乙型肝炎疫苗或注射过 HBsAb 免疫球蛋白，HBsAb 可呈阳性反应。

3. HBsAb 是保护性抗体，血中抗体滴度在 1∶64 以上时才对机体有保护作用。

【注意事项】

1. 根据试剂盒，操作应严格按说明书进行。

2. 避免在有挥发性物质及次氯酸类消毒剂（如 84 消毒液）的环境下操作。

3. 加样品和液体试剂时必须用加样器加样，并定期校准。加入不同样品或不同试剂组分时，应更换加样器吸头，以避免出现交叉污染。

4. 洗涤时各孔均需加满洗涤液，防止孔口有游离酶不能洗净。若浓缩洗涤液出现结晶，可于 37℃放置至溶解。洗板结束后必须立即进行下一步操作，不可使酶标板孔干燥。

5. 显色时必须先加底物液 A、再加底物液 B；肉眼可见浅蓝色的底物液 B 废弃不用。

6. 含 H_2SO_4 的终止液，使用时必须注意安全。一旦接触到试剂，立即用足量的水清洗。

7. 测定结果需以酶标仪读数为准，用空白对照管调零，测定需在 30min 内完成。

8. 读取结果时，应擦干酶标板底部，且孔内不能有气泡。不要触碰孔底部的外壁，指印或划痕都可能影响板孔的读数。

9. 配制及盛放工作用洗涤液的容器应保持清洁并定期清洗，以防微生物污染导致假阳性反应。

10. 所有样本、废液和废弃物都应按传染物处理。

11. 不能使用严重溶血及含任何悬浮物的样本。

12. 不同批号的特异性试剂不可混用，亦不可与其他厂家试剂混用。

【方法评价】

1. 方法应用 双抗原夹心法常用于 HBsAb 的检测，以测定人群对乙型肝炎病毒的免疫力。

2. 方法评价 双抗原夹心法是检测抗体的常用方法，此法具有敏感度高、特异性强、操作简便、试剂成本低与有效期长、环保、便于自动化与标准化和适用于大批量人群筛查等优点，是目前在国内实验室被广泛应用的一种酶免疫测定技术，缺点是易产生假阳性结果。

（贾昌亭）

三、HBeAb 和 HBcAb 检测（ELISA 竞争法）

【实验目的】

1. 掌握酶联免疫吸附试验（ELISA）中竞争法的原理、操作步骤及应用。

2. 掌握 ELISA 竞争法检测 HBeAb 和 HBcAb 的结果判定。

3. 学会 ELISA 竞争法的操作技术。

（一）HBcAb 的竞争法测定

【实验原理】

用 HBcAg 包被反应板形成固相抗原，加入待测标本，同时加入酶标 HBcAb，使待检标本中的抗体与酶标抗体竞争结合固相抗原，如待测标本中存在 HBcAb，就会抑制或减少酶标 HBcAb 与 HBcAg 的结合，洗去未结合的物质，加入底物，温育后形成有色产物，用酶标仪测定，显色深浅与待检标本中相应抗体含量成反比。

【实验材料】

1. 碳酸盐缓冲液、小牛血清或牛血清白蛋白。

2. 聚苯乙烯塑料板（简称酶标板）。

3. 酶（常为 HRP）标 HBcAb、HBcAb 阳性对照、HBcAb 阴性对照、洗涤液、显色剂、终止液、封口胶纸。

4. 4℃冰箱、37℃恒温箱、酶标仪、50μl 及 100μl 微量加样器、配套滴头、吸管、试管、毛细滴管、吸水纸等。

5. 待测标本（血清或血浆）1∶30 稀释。

【实验步骤】

实验步骤如图 10-3。

1. 先将 HBcAg 在碳酸盐缓冲液中 4℃过夜包被，形成固相抗原，洗涤去除未与固相结合或结合不紧的抗原后，用小牛血清或牛血清白蛋白等封闭，洗涤去除未结合的部分及杂质。

2. 加 1∶30 稀释的待测标本每孔 50μl，HBcAb 阴性、阳性对照各 2 孔（每孔 50μl），同时设一空白对照孔（加洗涤液 50μl）。

3. 加入酶标抗体，每孔 50μl，空白对照孔不加，充分混匀，置 37℃孵育 30min。此

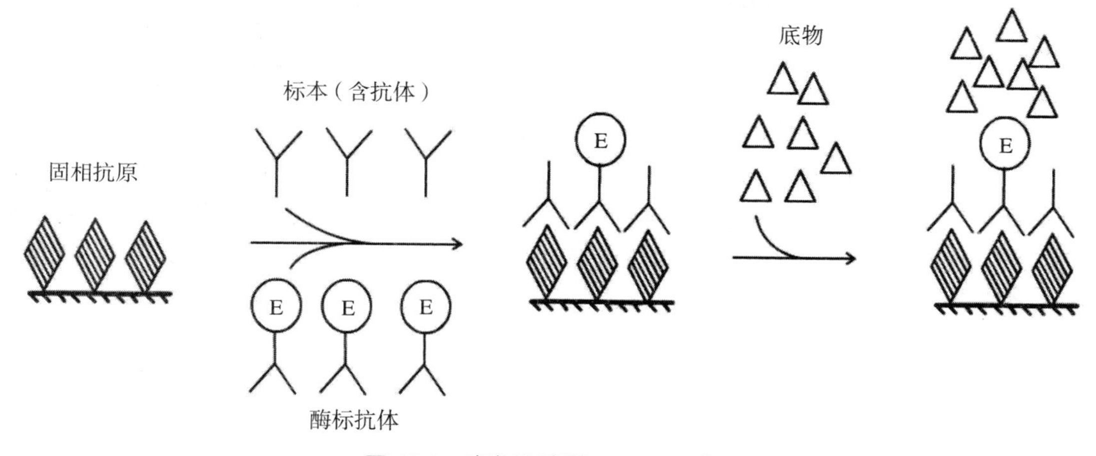

图 10-3　竞争法检测 HBcAb 示意图

过程中，待测样本中的抗体将与酶标抗体竞争与固相特异性抗原结合。

4. 弃去反应板条孔内液体，用洗涤液洗涤 5 次，每次均拍干。

5. 加底物液显色。于反应孔中加入底物液 A、B 溶液各 50μl，37 ℃避光显色 10 ~ 20min。

6. 终止反应。于各反应孔中加入终止液 50μl，在 30min 内检测结果。

【实验结果】

1. 目视法　阴性及空白对照孔显色，阳性对照孔无色，标本孔无色或显极淡的颜色为阳性。

2. 酶标仪测定　以单波长 450nm 或双波长 450nm/630nm 测定各孔吸光度值。用单波长测定时需用空白对照孔调零，测定需在 30min 内完成。

结果判定：

$$\frac{\text{标本孔吸光度值}}{\text{临界值}} \leqslant 1 \text{为阳性；} > 1 \text{为阴性}$$

3. 检验结果的解释

(1) 样本中 HBcAb 的存在与否，是通过样本吸光度值与临界值之间的比较来判定的。

(2) 当吸光度值大于临界值时，应视为 HBcAb 阴性。

(3) 当样本吸光度值小于或等于临界值时，应视为 HBcAb 阳性。首次分析结果为阳性的样本应设双孔重复检测 1 次，如果得到的结果仍为阳性，即为阳性。

【参考范围】

1. 阴性、阳性对照的正常范围　正常情况下，阴性对照≥1.0，阳性对照≤0.1。

2. 临界值计算

(1) 血清样本：临界值＝ 0.3× 阴性对照吸光度平均值。

(2) 非血清样本：临界值＝ 0.5× 阴性对照吸光度平均值（阴性对照吸光度值若＞1.5，按 1.5 计算）。

（二）HBeAb 的竞争法测定

【实验原理】

用 HBeAb 包被反应板，加入待测标本，同时加入中和试剂 HBeAg 和酶标 HBeAb，若血清中含有 HBeAb，则与反应板上的 HBeAb 竞争结合中和试剂 HBeAg。标本中 HBeAb 含量越多，竞争结合的 HBeAg 量也越多，而与反应板上 HBeAb 结合形成的复合物“HBeAb-HBeAg-HBeAb- 酶”也越少，加入底物时不显色或显极淡的颜色，反之则显色深。

【实验材料】

1. 碳酸盐缓冲液、小牛血清或牛血清白蛋白。

2. 聚苯乙烯塑料板（简称酶标板）、中和试剂 HBeAg、酶（HRP）标 HBeAb、HBeAb 阳性对照、HBeAb 阴性对照、洗涤液、显色剂、终止液、封口胶纸。

3. 4℃冰箱、37℃恒温箱。

4. 酶标仪、待测标本（血清或血浆）、50μl 及 100μl 微量加样器、配套滴头、吸管、试管、毛细滴管、吸水纸等。

【实验步骤】

实验步骤如图 10-4。

1. 先将 HBeAb 在碳酸盐缓冲液中 4℃过夜包被，形成固相抗体，洗涤去除未与固相结合或结合不紧的抗体后，用小牛血清或牛血清白蛋白等封闭，洗涤去除未结合的部分及杂质。

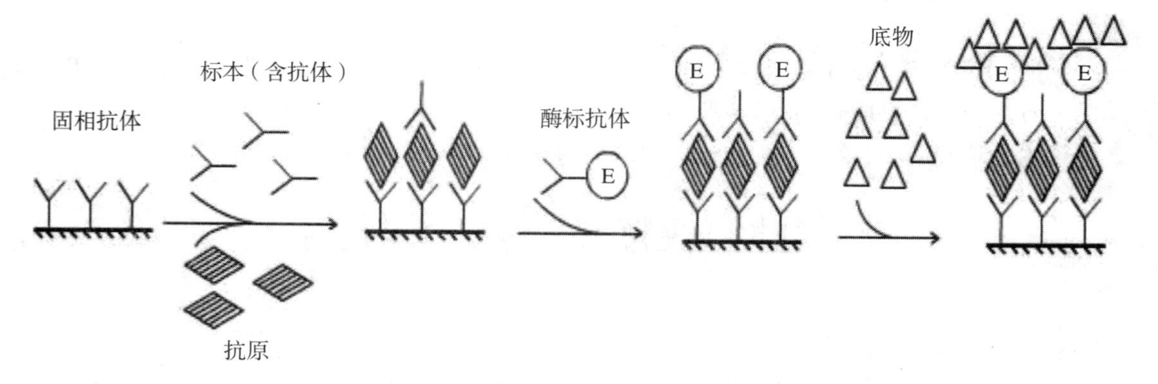

图 10-4 竞争法检测 HBeAb 示意图

2. 加待测标本每孔 50μl，HBeAb 阴性、阳性对照各 2 孔（每孔 50μl），同时设一空白对照孔（加洗涤液 50μl）。

3. 加入中和试剂 HBeAg，每孔 50μl，空白对照孔不加。此过程将出现待检标本中的 HBeAb 与固相抗体竞争结合 HBeAg。待检标本中的 HBeAb 量越多，则结合 HBeAg 越多，固相 HBeAb 结合的 HBeAg 越少，反之亦然。

4. 加入酶标 HBeAb 每孔 50μl，空白对照孔不加，充分混匀，置 37℃孵育 30min。此步中，酶标抗体将与结合于固相抗体上的特异抗原结合。

5. 弃去反应板条孔内液体，用洗涤液洗涤 5 次，每次均拍干。

6. 加底物液显色。于反应孔中加入底物液 A、B 溶液各 50μl，37 ℃避光显色

10～20min。

7. 终止反应。于各反应孔中加入终止液 50μl，在 30min 内检测结果。

通常可将第 2、3、4 步合并为一步，先后加入标本、酶标 HBeAb 和 HBeAg，固相抗体、酶标抗体和标本中的特异抗体将一起竞争与 HBeAg 结合。这样更能体现竞争测定的实质。

【实验结果】

1. 目视法　阴性及空白对照孔显色，阳性对照孔无色，标本孔无色或显极淡的颜色为阳性。

2. 酶标仪测定　以单波长 450nm 或双波长 450nm/630nm 测定各孔吸光度值。用单波长测定时需用空白对照孔调零，测定需在 30min 内完成。

结果判定：

$$\frac{\text{标本孔吸光度值}}{\text{临界值}} \leqslant 1 \text{为阳性；} > 1 \text{为阴性}$$

3. 检验结果的解释

(1) 样本中 HBeAb 的存在与否，是通过样本吸光度值与临界值之间的比较来判定的。

(2) 当吸光度值大于临界值时，应视为 HBeAb 阴性。

(3) 当样本吸光度值小于或等于临界值时，应视为 HBeAb 阳性。首次分析结果为阳性的样本应设双孔重复检测一次。如果得到的结果仍为阳性，即为阳性。

【参考范围】

1. 阴性、阳性对照的正常范围　正常情况下，阴性对照≥1.0，阳性对照≤0.1。

2. 临界值计算

(1) 血清样本：临界值＝0.3× 阴性对照吸光度平均值。

(2) 非血清样本：临界值＝0.5× 阴性对照吸光度平均值（阴性对照吸光度值若＞1.5，按 1.5 计算）。

（三）ELISA 竞争法注意事项

优质的试剂、良好的仪器和正确的操作是保证 ELISA 检测结果准确可靠的必要条件。ELISA 的操作非常简单，涉及的操作过程包括加样、温育、洗涤、显色和比色等，其中任一步骤操作不当都会影响测定结果，其中加样、温育和洗涤等步骤更应规范操作。另外，各种浓缩液、标本、酶结合物的稀释严格按说明书要求进行，严格遵照规定操作，才能得出准确的结果。

1. 操作前所有试剂需在室温下平衡 30min。

2. 各商品应按说明配制。

3. 加样时应避免试剂溅出孔外。

4. 反应板需放入有盖的湿盒内再放入孵育箱中温育。

5. 洗涤时各孔均应加满洗液，以防孔内有游离酶残存不能洗净。若使用洗板机，则应设定 30～60s 的浸泡时间。

6. 显色时底物液先加 A 液，后加 B 液，以免显色过低。

7. 酶标仪的使用需强调仪器的维护和保养，酶标仪首先应放置在通风处，避免机器内部尤其是滤光片发霉，在使用过程中避免酸等物质溢出腐蚀仪器，每 6 个月或 1 年请计量局对酶标仪进行检定，并请厂商定期维护。酶标仪在使用前应先预热 15 ~ 30min，测读结果会更稳定。

8. 酶标仪读取结果时，应擦干酶标板底部，且孔内不能有气泡。不要触碰孔底部的外壁，指印或划痕均可影响板孔的读值。

9. 标本较多时应分批操作，以免造成延时误差。

10. 所用样品、废弃物等都应按传染物处理。终止液为硫酸，使用时注意生物安全。

（四）ELISA 竞争法方法评价

ELISA 方法具有高度的特异性和灵敏度，操作方便快速，试剂稳定，对环境无污染，仪器、设备要求简单，实验结果既可以用肉眼观察做定性分析，也可以用酶标仪进行定性、定量分析，已经成为临床免疫检验中的常用技术。

抗体的竞争法测定不同于只有单个抗原决定簇的小分子抗原的竞争法测定，其测定的可靠性在很大程度上受竞争抗体的特异性和亲和力大小的影响。竞争抗体与待测抗体在结合的特异性及亲和力越接近一致，则测定的可靠性越强，但竞争用抗体均为相应抗原免疫动物所得，与机体感染病毒后所产生的抗体肯定会有所差异，因而，在目前 HBeAb 和 HBcAb 的临床检测中，常有难以解释的测定结果出现，这与其在方法学上的固有缺陷分不开。

1. 当抗原材料中的干扰物质不易除去，或不易得到足够的纯化抗原时，可用此法检测特异性抗体。

2. HBeAb 之所以要采用此种模式测定，主要是 HBeAg 的不稳定性所致，如在固相直接包被 HBeAg，则会因为 HBeAg 向 HBcAg 的易转变性，而导致测定误差。

3. 本试剂检测的阳性结果必须结合患者的临床信息进行分析。

4. 由于 ELISA 反应原理的限制，本试剂检测结果阴性并不能排除乙型肝炎病毒感染的可能。

5. 本品只能用于检测人的血清或者血浆，不能用于其他体液样本。

6. 仅用于筛查实验和临床辅助诊断，不用于确认。

（李桂霞）

四、抗 HAV-IgM 和抗 HEV-IgM 检测（ELISA 捕获法）

（一）抗 HAV-IgM（ELISA 捕获法）

【实验目的】

1. 掌握 ELISA 检测的原理、技术类型、操作步骤、结果观察。

2. 熟悉抗 HAV-IgM 的临床意义。

【实验原理】

用抗人-IgM（μ 链）包被固相载体，捕获待检血清（或血浆）中 IgM，再用纯化甲型肝炎病毒（HAV）抗原与其特异性 IgM 抗体结合，最后加入酶标记的甲型肝炎病毒抗体（抗 HAV-HRP），并加底物显色进行测定。

【试剂与器材】

1. 试剂盒，包括已包被抗人 -IgM（μ 链）的微孔板（带）、HAV 抗原、HRP- 抗 HAV-IgM 抗体、抗 HAV-IgM 阳性和阴性对照血清、底物（OPD-H_2O_2）、洗涤液 [0.05mol/L PBS(pH 7.2)，加 0.05%Tween-20] 以及终止液（2mol/L H_2SO_4）。
2. 被检血清。
3. 洗板机。
4. 酶标仪。

【操作步骤】

实验步骤如图 10-5。

使用试剂盒前请认真阅读使用说明书，并严格按说明书要求使用。所有在冷藏条件下保存的试剂盒及样品需平衡至室温（23℃ ± 2℃）方可使用。

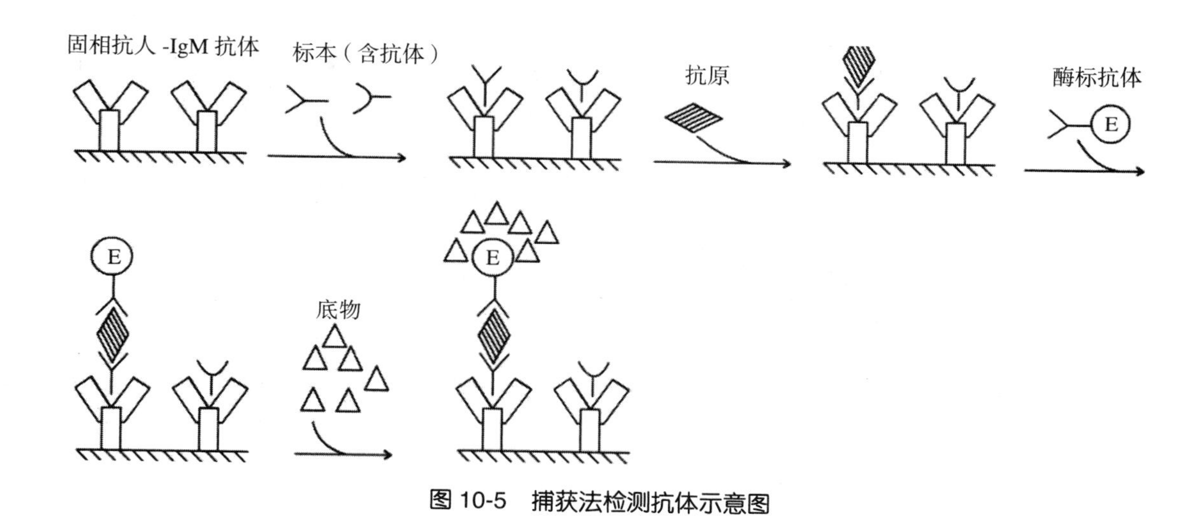

图 10-5　捕获法检测抗体示意图

1. 配液　浓缩洗涤液配制前充分摇匀（如有结晶体析出应充分溶解），浓缩洗涤液和蒸馏水或去离子水按 1∶19 稀释后使用。
2. 编号　将微孔条固定于支架，按序编号。
3. 稀释　将待测血清（或血浆）样品使用 10mmol/L PBS 或生理盐水 1∶1000 稀释。
4. 加样　按顺序分别在相应孔加入 100μl 稀释的待测血清样品及阴性、阳性对照血清。
5. 温育　置 37℃温育 20min。
6. 洗涤　用洗涤液充分洗涤 5 次，洗涤完后拍干（每次应保持 30 ~ 60s 的浸泡时间）。
7. 加抗原、酶标记物　每孔加入抗原（HAV-Ag）、酶标记抗体各 50μl（1 滴），轻拍混匀。
8. 温育　置 37℃温育 40 min。
9. 洗涤　用洗涤液充分洗涤 5 次，洗涤完后拍干（每次应保持 30 ~ 60s 的浸泡时间）。
10. 显色　每孔加底物液 A、B 各 50μl，轻拍混匀，置室温放置 15 min。

11. 终止反应　每孔加终止液 50μl，混匀。

12. 测定结果　用酶标仪单波长 450nm 或双波长 450nm/630nm 测定各孔 A 值（用单波长测定需设定空白对照孔，30min 完成测定，并记录结果）。

【结果判定】

1. 临界值的计算　临界值 = 阴性对照孔 A 均值 ×2. 1。阴性对照孔 A 均值>0.1 时应重新试验，<0.05 时以 0.05 计算。

2. 结果判定　样品 A 值 / 临界值≥1 者为 HAV-IgM 阳性；样品 A 值 / 临界值<1 者为 HAV-IgM 阴性。

3. 失效　如果阳性对照 A 均值<0.05，则表明不正常的操作或试剂盒已变质损坏。在此情况下，应再次仔细阅读说明书，并用新的试剂盒重新测试。如果问题仍然存在，应立即停止使用此批号产品。

【注意事项】

1. 本试剂盒仅用于体外诊断试验。仅用于人血清或血浆样本，其他体液和样品可能得不到准确的结果。本试剂盒为临床粗筛试剂，如果检测样本出现阳性反应，请用其他方法对该样本进行确证。

2. 请勿使用溶血样本。稀释样品请使用 10mmol/L PBS 或生理盐水，不宜用蒸馏水稀释。样本加样量对本实验极为重要，建议使用精密加样器准确加样，并经常对精密加样器进行校准。

3. 每板建议设阴性、阳性对照血清各 2 孔，设空白对照时，不加样品及酶标记抗体，其余各步相同。

4. 洗涤时各孔均需加满，防止孔口内有游离酶未能洗净。

5. 加试剂前应将试剂瓶翻转数次，使液体混匀。

6. 实验环境应保持一定温度，避风，避免在过高温度下进行实验。

7. 对于那些含有感染源和怀疑含有感染源的物质应有合适的生物安全保证程序，下列为相关注意事项。

(1) 带手套处理样品和试剂。

(2) 不要用口吸样品。

(3) 不可在处理这些物品时吸烟、进食、喝饮料、美容和处理隐形眼镜。

(4) 用消毒剂对溅出的样品或试剂进行消毒。

(5) 按当地的有关条例来消毒和处理所有标本、试剂和潜在污染物。

8. 样品显色深浅与样品中抗体的含量没有一定正相关。任何一种检测不能绝对保证样品中没有低浓度的抗体存在。

【临床意义】

血清中 HAV-IgM 在亚临床期即已出现，其滴度在感染后 3 个月持续在 1∶1000 以上，为早期诊断甲型肝炎的依据。

（二）抗 HEV-IgM（ELISA 捕获法）

【实验目的】

1. 掌握 ELISA 实验的原理、技术类型、操作步骤、结果观察。

2. 熟悉抗 HEV-IgM 的临床意义。

【实验原理】

采用捕获法原理检测血清或血浆样品中戊型肝炎病毒 IgM 抗体。用鼠抗人 -IgM(μ 链) 包被微孔板，以捕获待检血清中 IgM 抗体（所有的 IgM 都会被捕获）。加入用 HRP 酶标记的重组抗原 HEV NE2，特异性的 HEV-IgM 会与之结合，最后用 TMB 底物显色，通过酶标仪检测吸光度（A 值），从而判定样品中抗 HEV-IgM 抗体存在与否。

【试剂与器材】

1. 试剂盒　内含用鼠抗人 -IgM（μ 链）抗体包被的反应板、HEV 酶标试剂、抗 HEV-IgM 阳性和阴性对照血清、样本稀释液、底物、显色剂 A 和 B、终止液、洗涤液等。

2. 被检血清。

3. 酶标仪。

4. 洗板机。

【操作步骤】

操作步骤参见图 10-5。

1. 准备　将试剂放置于室温（23℃ ± 2℃）下平衡 15 ~ 30min。

2. 配液　用蒸馏水或去离子水按照 1 : 19 稀释浓缩洗涤液。

3. 编号　3 个阴性对照孔、2 个阳性对照孔、1 个空白孔（不加样品和酶）按照标本数量选择板条，使用双波长可以不设置空白孔。

4. 稀释　用移液器每孔加入 100μl 样品稀释液。

5. 加样　分别在相应孔中加入待测样品 10μl 或阴性和阳性对照 10μl，轻轻振荡混匀。

6. 温育　用封板膜封板后置 37℃温育 30 min。

7. 洗涤　温育后将封板膜揭掉，吸干孔内液体，用洗涤液洗涤 5 遍，每次浸泡 30 ~ 60s。

8. 加酶　分别在相应孔中加入酶联试剂 100μl，空白孔除外。

9. 温育　用封板膜封板后置 37℃温育 30 min。

10. 洗涤　温育后将封板膜揭掉，吸干孔内液体，用洗涤液洗涤 5 遍，每次浸泡 30 ~ 60s。

11. 显色　每孔加入显色剂 A 、B 各 50μl，轻轻振荡混匀，用封板膜封板后置 37℃避光显色 15 min。

12. 终止　每孔各加终止液 50μl，轻轻振荡混匀。

13. 测定　设定酶标仪波长于 450nm（建议用双波长 450/630nm 检测），测定各孔 A 值。注意在终止反应 30 min 内读数。

14. 当使用单波长时，校准空白孔，设定酶标仪波长为 450nm，测定各孔 A 值。当使用双波长 450/630nm 检测时可以不设置空白孔，直接测定各孔 A 值。

【实验结果】

1. 每块实验板均应计算各自的临界值（CO），标本的阴阳性通过 A/CO 值判定，其中 A 是每孔吸光度值。

2. 计算临界值。临界值（CO）= Nc + 0.26（Nc =阴性对照孔均值）。

3. 质量控制。空白孔（只加显色剂和终止液）的吸光度值应不大于 0.08，阳性对照的吸光度值应≥0.80，阴性对照的吸光度值应≤0.10。若其中 1 孔阴性对照不在质控范围内，应舍去，按照其余两孔的均值计算；若有 2 孔或 2 孔以上阴性对照不在质控范围之内，则实验无效需重新操作。

4. 结果判定。若样本的吸光度值小于临界值为阴性，代表该标本中未测出 HEV-IgM 抗体；若样本的吸光度值大于或等于临界值为阳性，代表该标本中可以检测出 HEV-IgM 抗体，建议双孔复试。

【临床意义】

HEV 所致戊型肝炎的临床症状和流行病学都与甲型肝炎相似，其急性肝炎的病死率高，孕妇可达 20%。戊型肝炎的血清学诊断为检测 HEV 抗体。所用抗原多为合成多肽或单克隆表达的融合蛋白。抗 HEV 抗体以 IgG 类抗体为主，在戊型肝炎急性期即可检出，且滴度较高，持续约 6 个月。一般认为，戊型肝炎急性期第一份血清抗 HEV 滴度>1∶40，以后逐渐下降，或抗 HEV 先阴性后转为阳性，或抗 HEV 滴度逐步增高，均可诊断为急性 HEV 感染。抗 HEV-IgM 通常滴度不高，持续时间短（2 个月左右），部分患者感染 HEV 后，抗 HEV-IgM 始终为阴性。

HEV-IgM 为戊型肝炎感染后产生的早期抗体，用于 HEV 感染的早期诊断。

（王　澈）

五、抗 HCV-IgG 的检测（ELISA 间接法）

【实验目的】

1. 掌握抗 HCV-IgG 的检测原理、方法、操作步骤、结果观察。

2. 熟悉抗 HCV-IgG 的临床意义。

【实验原理】

本实验 HCV 的测定利用 ELISA 间接法：用特异性抗原包被酶标板，待测血清中 HCV 抗体与包被抗原结合后，再与抗人 -IgG-HRP 反应，并以 TMB 显色与否指示血清中是否有抗 HCV 的存在。

【实验仪器及材料】

1. 检测抗 HCV-IgG 酶标板。

2. 标本稀释液、抗 HCV 酶结合物、抗 HCV 阳性对照液、抗 HCV 阴性对照液、20× 洗液、显色剂 A、显色剂 B、终止液、不干胶封片。

3. 恒温箱、酶标仪、洗板机、移液器（加样枪）、试管、注射器、离心机、微板振荡器等。

【实验步骤】

1. 基本步骤　见图 10-6。

2. 实验操作

(1) 试剂准备：将各种试剂移到室温（23℃ ± 2℃）平衡 30min，取一瓶 20× 洗液，加蒸馏水至 1000ml，混匀后备用。

(2) 标本采集：①血清。室温血液自然凝固 10 ~ 20min 后，离心约 20 min（2000 ~ 3000r/min），仔细收集上清。保存过程中如有沉淀形成，应再次离心。②血浆。应根据标本的要求选择 EDTA、枸橼酸钠或肝素作为抗凝剂，混合 10 ~ 20min 后，离心约 20 min（2000 ~ 3000r/ min），仔细收集上清。保存过程中如有沉淀形成，应再次离心。

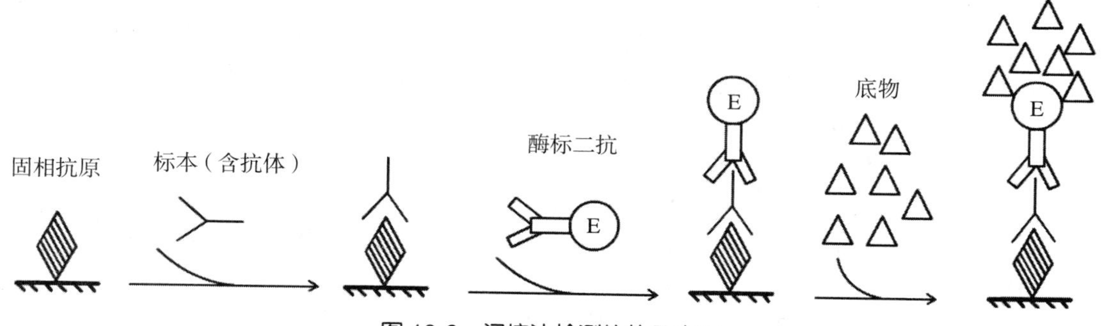

图 10-6　间接法检测抗体示意图

(3) 加样：将酶标板从密封袋中取出，设 1 个空白对照孔，只加标本稀释液，2 个阳性对照孔，2 个阴性对照孔，取阳性对照和阴性对照分别充分混匀后各加 50μl 于相应对照孔中，其余每个检测孔加待测血清 50μl，充分混匀。将酶标板置微板振荡器上混匀 5 ~ 10s，用不干胶封片封盖反应板。未用完的板条放在密封袋中保存。

(4) 洗板：酶标板置 37℃温育 20min，小心吸干孔中血清，用洗涤液洗 5 次，每次放置 20 ~ 30s，然后在吸水纸上拍干。

(5) 加酶结合物：每孔加酶结合物 50μl，用不干胶封片封盖反应板。37℃温育 20min，洗板 5 次，操作同上，拍干。

(6) 显色：每孔加显色剂 A 50μl，显色剂 B 50μl，轻轻震荡后置 37℃暗处显色 10min，每孔加终止液 50μl。

(7) 测 A 值：选择酶标仪测定波长 450nm，用空白孔调零点，测定各孔 A 值。也可选择参考波长 630nm，用双波长测定，勿需调零。

【实验结果】

1. 目测　在白色背景下观察各孔颜色，呈明显蓝色或显色深于阳性对照者判为阳性，显色与阴性对照相近判为阴性。

2. 酶标仪检测　阳性对照平均值＞1.2，实验结果有效。实验设计要求阳性、阴性对照 A 值之差应＞1.2，否则本次实验无效。若阴性对照读数＜0.05 时，按 0.05 计算。临界值（CO）= 阴性对照平均值 + 0.14。测试标本的计算值小于 CO 则为 HCV 抗体阴性，测试标本的计算值等于或大于 CO 则为 HCV 抗体阳性。

【临床意义】

抗 HCV 分为抗 HCV-IgM 和抗 HCV-IgG，均为非保护性抗体，目前临床上检测的为总抗体，抗 HCV 阳性即是 HCV 感染的重要标志。抗 HCV-IgM 阳性见于急性 HCV 感染，一般持续 1 ~ 3 个月，是诊断 HCV 早期感染、病毒复制和传染性的指标，若持续阳性则提示病情易转为慢性；抗 HCV-IgG 出现晚于抗 HCV-IgM，抗 HCV-IgG 阳性表示体内有 HCV 感染，但不能作为早期诊断指标，低滴度抗 HCV-IgG 提示病毒处于静止状态，高滴度提示病毒复制活跃。

【注意事项】

1. 从冷藏环境中取出的试剂盒应置室温平衡 20min 再进行测试。

2. 若洗涤液不够可自行配制：0.1mol/L PBS（pH 7.2）+ 0.5% Tween 20。用前 10 倍稀释成 0.01mol/L PBS + 0.05% Tween 20。

3. 血清和血浆都可以用来检测，新鲜采集的标本应先充分离心，然后取澄清的液体进行检测，如果未充分沉淀，悬浮的纤维蛋白可能引起假阳性。标本中含有 EDTA、枸橼酸钠、肝素等抗凝剂时，不影响结果，但是乳糜血、高溶血或高蛋白血标本可能会导致错误结果。血标本应尽快送实验室，在室温中放置不超 3h，1 周内不需要检测的标本应储存在 –20℃以下，避免反复冻融。

4. 不干胶封片限一次使用，避免交叉污染。

5. 试剂盒应视为有传染性物质，请按传染病实验室检查规程操作。

【方法评价】

ELISA 检测抗 HCV 已是血站、医院的常规检测项目，虽然该方法操作简单，灵敏度高，但在实际操作中，ELISA 检测抗 HCV 结果假阴性、假阳性问题还是比较常见，这给临床治疗带来很大困难。值得注意的是，血清中高浓度的非特异性免疫球蛋白、类风湿因子能造成假阳性的出现。而试验过程中温育、洗板及显色的时间和温度不够又容易导致弱阳性无法检出，而造成假阴性。因此，ELISA 检测抗 HCV 影响因素较多，要提高 ELISA 检测抗 HCV 的检测质量，关键还要加强实验室科学管理，强化标准化流程操作，加强质量控制，提高人员素质，以减少抗 HCV 检测假阳性、假阴性结果的发生。

（王文国）

实验十一　酶免疫组织化学检验技术

酶免组织化学检验技术是在一定条件下，应用酶标抗体（抗原）与组织或细胞标本中的抗原（抗体）发生反应，然后加入酶的底物，催化底物显色，借助光镜或电镜，就可识别出标本中抗原（抗体）的分布和性质，也可通过图像分析技术达到定量的目的。

免疫组织化学检测的主要过程包括：①抗原的提取与纯化；②免疫动物或细胞融合，制备特异性抗体；③抗体效价检测及提取；④将标记物与抗体结合形成标记抗体；⑤细胞和组织切片标本的制备；⑥免疫组织化学反应和显色反应；⑦观察并记录结果。

一、酶标记抗体的免疫组织化学染色法

【实验目的】

1. 掌握免疫组织化学检验技术的原理和操作步骤。

2. 了解免疫组织化学检验技术在微生物学中的应用。

【实验原理】

酶标记抗体的免疫组织化学染色法是借助交联剂的共价键作用将酶直接连接在抗体（或抗抗体）上，酶标抗体（或抗抗体）与组织内特异抗原或抗原抗体复合物反应后，通过酶对底物的催化作用，生成不溶性有色产物并沉淀在特定位置，达到对抗原定性、定位、定量检测的目的。

【实验材料】

宫颈鳞状上皮细胞涂片、p16ink4 单克隆抗体、Elivision plus 免疫组织化学检测试

剂盒、95% 乙醇、10mmol/L PBS 液（pH 8.0）、3%H_2O_2、1mmol/L EDTA 液（pH 8.0）、DAB 显色液、苏木精染液等。

【操作步骤】

基本步骤见图 11-1。

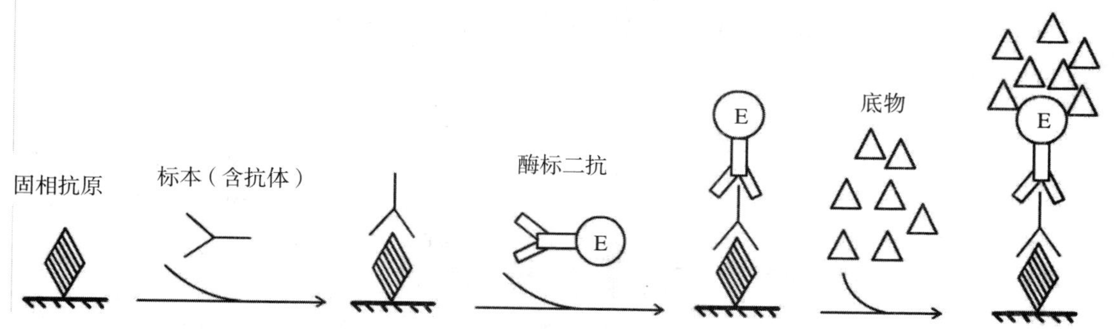

图 11-1　酶标记抗体的免疫组织化学示意图

1. 固定　涂片在 95% 乙醇固定 30min，然后 10mmol/L PBS 液（pH 8.0）洗 3 次，每次 3min。

2. 封闭内源性过氧化物酶活性　涂片经 3%H_2O_2 室温浸泡 10 min 以阻滞内源性过氧化物酶活性。然后 PBS 洗 3 次，每次 3 min。

3. 抗原修复　用 1mmol/L EDTA（pH 8.0）微沸 30 min 进行抗原修复，PBS 洗 3 次，每次 3 min。

4. 滴加 p16ink4 单克隆抗体，于 4℃保湿过夜，然后 PBS 洗 3 次，每次 5 min。

5. 滴加辣根过氧化物酶标记的抗抗体（Elivision plus 免疫组织化学检测试剂盒），室温孵育 30 min，然后 PBS 洗 3 次，每次 5 min。

6. 加 DAB（3, 3- 二氨基联苯胺）、Tirs 缓冲液、0.005% H_2O_2 显色并置于显微镜下观察，染色充分时，用蒸馏水冲洗。

7. 最后用苏木精染液衬染背景细胞核。

【结果】

p16ink4 抗原在宫颈上皮细胞的胞质和胞核中表达，因此宫颈上皮细胞的胞质和胞核染为棕黄色，为阳性结果。

（张秀华）

二、非标记抗体酶免疫组织化学染色法

本实验以过氧化物酶（P）- 抗过氧化物酶（AP）免疫组织化学技术检测成熟 $CD3^+$ T 细胞为例，简述这一技术的原理和操作流程。

【实验目的】

1. 掌握 PAP- 酶免疫组织化学法的检测原理。

2. 熟悉 PAP- 酶免疫组织化学技术的操作要领。

【实验原理】

首先，抗 CD3 抗体（Ab1）与细胞组织切片中成熟 T 细胞表面的 CD3 特异性结合，形成抗原抗体复合物；其次，过氧化物酶（P）与抗过氧化物酶单克隆抗体（AP）反应制备 PAP 复合物；再次，用桥联抗体（Ab2，如兔抗鼠 Ig）连接抗过氧化物酶抗体（AP）和抗 CD3 抗体（Ab1）（两者同为鼠源性 Ig），将免疫反应和显色系统偶联；最终，加入过氧化物酶底物（DAB 和 H_2O_2），经酶催化底物的显色反应，达到对抗原的检测（图 11-2）。

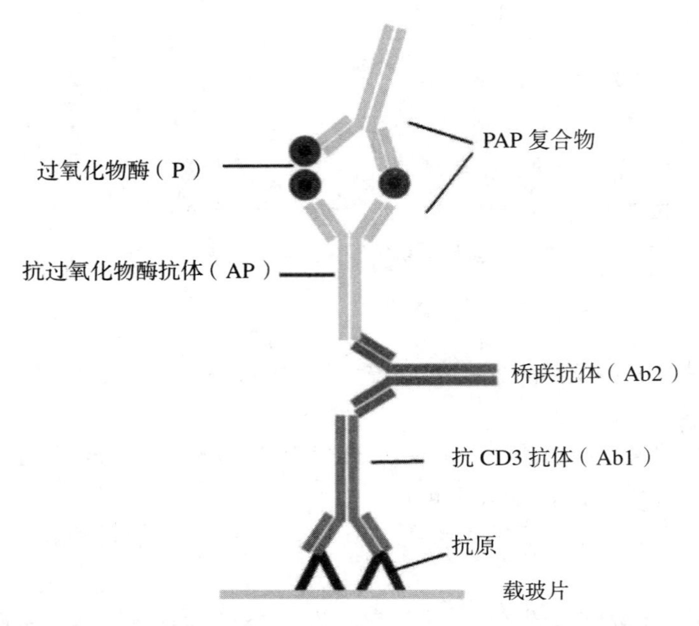

图 11-2 PAP- 酶免疫组织化学（PAP 法）原理示意图

【实验材料】

1. 第一抗体（识别抗体）。抗 CD3 抗体，此抗体为商品化试剂，市场有售。

2. PAP 复合物。此复合物为通用试剂，市场有售，含过氧化物酶和抗过氧化物酶抗体，使用前按说明书提供比例混合。注意：抗过氧化物酶抗体要与第一抗体（抗 CD3 单克隆抗体）同源，才能通过桥联抗体连接。

3. 兔抗鼠 Ig。此抗体作为桥联抗体。

4. 显色底物。采用二氨基联苯胺（DAB）和过氧化氢（H_2O_2）作为底物，经酶催化后，形成不溶性产物。

5. 缓冲液 0.01mol/L PBS（pH 7.4）（配制方法见附录），用于玻片洗涤，去除未结合物质。

6. 人外周血淋巴细胞分离液。

7. 固定液为丙酮或甲醇。

8. 人体外周血。

【操作步骤】

1. 分离外周血单个核细胞　采用密度梯度离心法分离。

2. 制片　取少量单个核细胞悬液，滴在干净载玻片上，涂均匀，细胞浓度适宜，室温风干；用丙酮溶液室温固定 20min。

3. 免疫反应

(1) 滴加工作浓度的抗 CD3 抗体 100μl，置湿盒内，37℃ 60min。

(2) 用 PBS 洗涤玻片 3 次，每次静置 2min。

(3) 加入桥联抗体（兔抗鼠 Ig）和新鲜配制的 PAP 溶液各 100μl，置湿盒内，37℃ 30min。

(4) 用 PBS 洗涤玻片 3 次，每次静置 2min。

4. 显色　加入底物溶液，室温静置 10 ~ 20min；用蒸馏水漂洗后加盖玻片镜检。

【结果判断】

采用高倍镜观察计数。将待测载玻片置普通光学显微镜下观察，阳性细胞呈棕黄色，计数 200 个细胞，计算 $CD3^+$ 细胞的百分比。

（张秀华）

实验十二　酶标仪检测技术

【实验目的】

（一）要求

1. 掌握酶标仪的基本原理及其质量控制。
2. 熟悉全自动酶标仪的操作流程。
3. 了解全自动酶标仪的基本构造。
4. 学会常见故障排除和仪器保养等方面的知识。

（二）意义

全自动酶标仪可以进一步规范操作流程，减少人为因素带来的误差，节省人力成本，现已成为临床免疫室常规设备。

【基本原理】

酶标仪（即酶联免疫分析仪）的基本原理是在已包被有抗原或抗体的固相载体中加入待检样品，使其发生抗原抗体特异性反应，再加入酶标记的抗原或抗体与免疫复合物结合，最后加入酶作用底物，根据酶催化底物反应产生的颜色深浅，测其吸光度值从而判断待检样品中抗原或抗体的含量。

【设备结构性能】

（一）基本结构

酶标仪（MicroplateReader）是酶联免疫吸附试验（ELISA）的专用仪器，是基于 ELISA 原理而设计的自动分析系统，其核心是一个比色计，即用比色法来分析抗原或抗体的含量。ELISA 测定一般要求测试液的最终体积在 250μl 以下，用一般光电比色计无法完成测试，因此对酶标仪中的光电比色计有特殊要求。其基本内容包括加样、加试剂、孵育、洗涤及读板等全套操作流程以及定性、定量检测和室内质控等统计分析软件。

（二）基本性能

酶标仪针对固相载体形式的不同，分别有特制的适用于板、珠和小试管的设计。许多试剂公司配套供应酶标仪。酶标仪的主要性能指标有：测读速度、读数的准确性、重复性、精确度和可测范围、线性等。优良的酶标仪的读数一般可精确到0.001，准确性为±1%，重复性达0.5%。

本实验以Triturus自动酶联免疫分析仪为例，学习自动酶联免疫分析仪基本构造、操作流程、维修保养等方面知识。

【基本操作】

（一）标本处理及其要求

常规静脉采血约2ml，不抗凝，置普通试管或采用含分离胶的真空采血管中。待测标本如不能即时测定，需置普通冰箱中（2～8℃）保存，较长时间保存需分离血清并存放于低温冰箱（–20℃）内。血清标本需避免反复冻融。

（二）操作步骤

酶联免疫分析系统基本操作流程如图12-1所示。

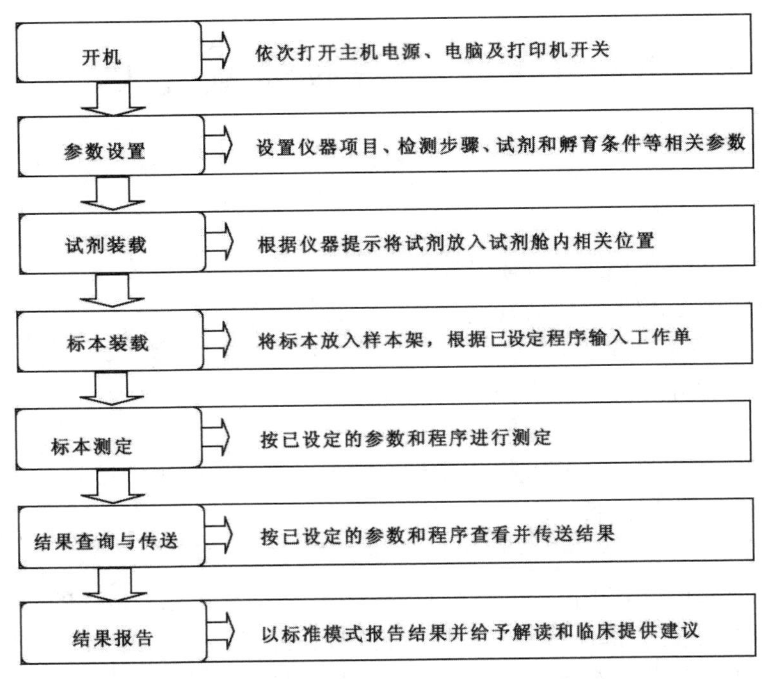

图12-1　酶标仪基本操作流程

具体操作如下：

1. 开机　先打开电源，再打开电脑，点击Triturus程序图标，系统初始化。

2. 设置参数　参数设置内容主要包括如下。

(1) 公用试剂设置：点击Programming，点击显示列表中的Common Reagent，根据具体项目的说明书，编辑或删除稀释液、洗涤液、酶标板、酶结合物、显色底物和终止液等，或编辑洗涤方式。

(2) 设置洗涤液：点击 Programming，在显示列表中，依据试剂说明书编辑洗涤液类型；选择相应的稀释液、洗涤液、酶标板、酶结合物、显色底物和终止液等。

(3) 设置工作程序：点击 Programming，在显示列表中，输入项目名称并根据试剂说明书，选择相应的稀释液、酶标板、试剂和样本加样方式、洗涤方式和次数等；输入是否设置空白孔，若需设置空白孔，则需输入加样量和复孔数；编辑具体检测步骤、加样量、孵育时间及比色波长等。若为定性试验，输入 Cut-off 值计算公式，若为定量试验则输入标准品各点、设置灰区范围，输入仪器确认结果的条件及外部质控的名称等。

(4) 组合设置：点击 Programming，在显示的列表中设置组合名称、选择组合项目。

3. 装载试剂　根据对话框提示将试剂、稀释液、阴性和阳性对照以及加样吸头等放在相应的位置。

4. 装载标本及测定　标本测定步骤如下。

(1) 确认样品无溶血及纤维丝且有足够量后，按样品盘上所标位置依次放入，并放在仪器样本位置，转动样本盘听到“咔”的一声后确认样品盘已准确就位。

(2) 点击 Run，在对话框中输入检测样品数、起始样品号，确认各样品号无误后，双击 Tests and Profiles Menu 选取相应程序，在工作单的相应项目上点击右键，选取所需检测的样品号，点击 Next 进行操作。

(3) 根据显示屏提示，选取相应数量微孔条放入微孔板中，将微孔板卡入板架，先测的板放在最下面依次递加（一次最多放 4 块），再将板架放在微孔板托架上。注意微孔条两端、中央都要压下、卡紧，以免板条不平，洗板时造成划板或局部洗不干净。

(4) 根据提示，检查洗涤液是否够量及废液桶是否有足够空间。

(5) 待样品、试剂等全部准备好后，按 Next → Run，软件自动编辑，进行时间优化管理，最后显示每项试验每个步骤所用的时间及整个流程的时间。

5. 结果查询　点击 Results 图标，选择项目按 Test Information 确认结果，也可根据屏幕上显示的结果一览表手工记录结果。

6. 结果报告　以软件显色而定。不过所有结果在发出报告前，需结合临床及有关检查结果综合分析，必要时应与临床联系。

（三）质量控制

1. 编辑外部质控　点击 QC Control 选择 Protocols，在显示的列表中点击 New 或 Edit 选项，出现带有 3 个标贴的窗口：在 Heading 输入质控模块的名称和描述；在 External Controls 编制外部质控的名称，以及多份情况下的最大临界值要求；在 Multitudes 窗口使编制的统计规则应用于外部质控。

2. 质控的检测　在工作单上，选择放置外部质控样品的位置，点击鼠标右键，从弹出的清单中选定“外部质控”选项。程序显示构建外部质控的窗口，从列表中选取相对应的质控，并输入批号和有效日期。

3. 质控结果分析　在质控测定完成后，利用 Test information 测试信息窗口中的质控键进入质控结果的窗口，也可在 QC Control 栏中 Report 处选择相应项目、日期和质控图型类别，打印结果。

【操作注意事项】

酶标仪的功能是用来读取酶联免疫试剂盒的反应结果，因此要得到准确结果，试剂盒的使用必须规范。许多医院在使用酶标仪之前是通过目测判断结果，操作过程随意性较大，在使用酶标仪后如果不能及时纠正操作习惯，会造成较大误差。在酶标仪的操作中应注意以下事项。

1. 标本　标本严重脂浊或溶血、污染或有纤维丝等，均会导致假阳性结果，因此，要求标本应新鲜，需充分离心分离血清。

2. 洗涤　洗涤是酶联免疫吸附试验的重要环节，同时也是误差的主要来源之一。如每个测试孔洗涤程度不均一，会带来空间差异，影响检测结果的准确性；洗涤不彻底也易导致本底升高，因此，要求保证洗涤孔通畅，洗涤程序设置合理。

3. 抗原抗体比例　只有在抗原抗体比例合适的范围内，显色深浅才与所形成的复合物量成比例，否则将出现“钩状效应”，导致测定结果比实际结果偏低。

4. 反应条件　反应液 pH 6.5～8.5 时抗原抗体亲和力大，否则不易形成免疫复合物；电解质的性质和强度也会影响复合物的形成和稳定性。

5. 测定波长　不同的酶催化底物显色后所用比色波长不同，故应严格按照试剂说明书要求选择波长。如辣根过氧化物酶有 2 个常用显色底物，分别是邻苯二胺（OPD）和四甲基联苯胺（TMB），经酶催化后溶液的最大吸收波长分别是 492nm 和 450nm。因此，选择不同参数时需根据底物不同选择最佳测定波长。此外，需要双波长测定时，一般选用 630nm 作为参考波长。

6. 酶标仪不应安置在阳光或强光照射下，操作时室温宜在 15～30℃，使用前先预热仪器 15～30min，测读结果更稳定。

7. 质量控制　每批实验均需进行室内质控以保证结果准确可靠。

【维护与保养】

（一）常规保养

1. 运行洗板程序，观察洗板针是否通畅。

2. 检查样品盘及样品盘下面的圆板、试剂盒、清洗探针的位置，同时也要检查洗板位及洗板头有无漏液。若有，必须仔细擦干漏出来的液体；若再次发现有渗漏时，需立即通知相关技术人员进行检查维修。

3. 检查试剂架摆放加样头的小孔内壁是否干净，可用棉签蘸 75% 乙醇擦洗。

4. 每批试验完成后，需冲洗管路、排空废液。观察注射器有无漏水或盐渍，如发现大量漏水，立即关机并切断电源，并与厂商联系。

5. 做好仪器外部的清洁。

（二）每日保养

1. 检查容器及其盖子、与容器相连的管子、孵育器表面、清洗处及板子和盖子的存放处、洗板头、样品盘、样品区及加样平台等有无微生物生长。通过系统的清洁来避免微生物生长。

2. 用软布来清洁样品盘、加样平台、样品盘底座、试剂盖、孵育器、洗板位、洗板头、读板架及存放板盖和板架的位置，盖子和板架也应保持清洁。

3. 传感器保护膜用镜头纸擦净。

4. 每日做一次“手工清洗加样针”(Manual Probe Washing)，用棉球蘸75%乙醇擦洗针头和白色绝缘体。

5. 光度仪处于孵育器的底部，为音叉形状，叉的中间为读板位置，用75%乙醇非常小心地清洁叉形物的下表面。

6. 关机后，打开蒸馏水瓶盖，使管道内压力与大气压平衡，并取出放废弃吸头的水槽，洗净消毒。

（三）每周保养

1. 清洗试剂针　配制1%次氯酸钠1L，单独编辑一个加样程序，编辑时使用FIX NEEDLE加样，加样量用100μl，在REPLICATES中输入3～8的重复次数。用10个试管分别加入次氯酸钠2ml，用次氯酸钠代替NaCl溶液放入PRIMING SOLUTION的溶液瓶中，运行该加样程序。最后换回盐水的瓶子，运行PEIME和RINSE。

2. 液路消毒　在“Others”菜单中选择“decontamination(消毒)”，按下列步骤操作：①在蒸馏水容器位换用一个盛有0.5%次氯酸钠的容器，按ENTER继续；②系统将自动用次氯酸钠注满整个液路并保存15min；③换加蒸馏水瓶，按ENTER继续，系统将自动用蒸馏水漂洗液路。

3. 容器消毒　用0.5%次氯酸钠消毒各容器，并保存15min。然后用蒸馏水漂洗，风干。

注意事项：如遇液体溅到仪器上，应该立刻擦掉并消毒之：用吸水纸擦干表面→用蘸有75%乙醇的布清洁表面→让乙醇溶液保留在表面10min→用蘸了蒸馏水的布擦洗表面。

【简易故障排除】

Triturus自动酶联免疫分析仪经常会出现机械臂故障，如抓板位置不对、板或板盖无法正常放下等，可在所显示的故障对话框中选择手动操作，打开仪器舱门，手工移动酶标板架，取下板或板盖放入对话框所提示位置即可。

【酶标仪的应用】

酶标仪是对酶联免疫检测实验结果进行读取和分析的专业仪器。酶联免疫反应是通过偶联在抗原或抗体上的酶催化显色底物进行的，反应结果以颜色显示，通过显色的深浅即吸光度值的大小就可以判断标本中待测抗体或抗原的浓度。

酶标仪广泛地应用在临床检验、生物学研究、农业科学、食品和环境科学中，特别在近几年中，由于大量的酶联免疫检测试剂盒的应用，使得酶标仪在生殖保健领域中应用越来越广泛，同时促进了生殖健康技术水平的提高(表12-1)。

目前国内许多计生站系统开展了酶联免疫检测项目，如乙型肝炎五项、艾滋病检测、优生优育系列检测、激素检测等。过去多数采用目测方法，报出的结果缺乏科学的依据。例如，某弓形虫检测试剂盒中，临界值规定为：阴性对照品的A值×2.5，通过目测无法判断标本孔的反应颜色是否超过临界值，因为肉眼进行2孔之间的颜色比较可能还行，但比较一孔的颜色是否超过另一孔颜色的2.5倍就不可能。

表 12-1　酶标仪在临床方面的应用范围

分类	项目名称	简　称
血液学检验	血小板相关抗体的检验	PAIgA、PAIgG、PAIgM
	D- 二聚体的测定	D-Dimer
	血清纤维蛋白降解产物的测定	FDP
	三碘甲腺原氨酸、四碘甲腺原氨酸测定	T3、T4
免疫学检验	C 反应蛋白的测定	CRP
	免疫球蛋白的测定	IgD、IgE
	循环免疫复合物的测定	CIC
	类风湿因子的测定	IgG、IgA、IgM 类 RF
	抗甲状腺球蛋白抗体、微粒体抗体的测定	TG、TM
肿瘤免疫学检测	甲胎蛋白的测定	AFP
	癌胚抗原的测定	CEA
	前列腺特异抗原的测定	PSA
	胰癌、胆管癌、胃癌的测定	CA19-9
	卵巢癌的测定	CA125
	乳腺癌的测定	CA15-3
	宫颈鳞癌的测定	SCC
	甲状腺癌的测定	hTG
	多发性骨髓瘤的测定	
传染病免疫学检验	甲型肝炎血清学的检测	抗 HAV-IgM
	乙型肝炎血清学的检测	两对半
	丙型肝炎血清学的检测	抗 HCV-IgG、抗 HCV-IgM
	丁型肝炎血清学的检测	抗 HDV-IgG、抗 HDV-IgM
	戊型肝炎血清学的检测	抗 HEV-IgG
	肾综合征出血热类抗体的检测	HFRS-IgG
	乙型脑炎病毒抗体的检测	IgM
	人类免疫缺陷病毒（HIV）抗体的检测	HIV、β2M
优生优育功能检测	弓形虫病毒的检测	TOXO
	风疹病毒的检测	RV
	巨细胞病毒的检测	CMV
	单纯疱疹病毒的检测	抗 HSV（Ⅰ、Ⅱ）

（李　莉）

第五章　金免疫技术

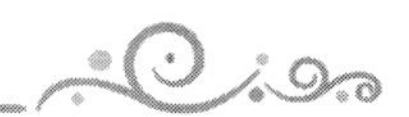

金免疫技术是以胶体金作为示踪标志物应用于抗原抗体的一种免疫标记技术。在免疫测定中，金标记常与膜载体配合，形成特定的测定模式，典型的如金免疫渗滤试验和金免疫层析试验等，已是目前应用广泛的简便、快速的检验方法。

【基本原理】

氯金酸（$HAuCl_4$）在还原剂作用下，可聚合成一定大小的金颗粒，形成带负电的疏水胶溶液，由于静电作用而成为稳定的胶体状态，故称胶体金。免疫金标记，实质上是蛋白质等高分子被吸附到胶体金颗粒表面的包被过程。吸附机制可能是胶体金颗粒表面负电荷与蛋白质的正电荷基团，因静电吸附而形成牢固结合。金颗粒具有较高电子密度，当这些金标记抗体在相应的配体处大量聚集时，肉眼可见红色或粉红色斑点，因而用于定性或半定量的快速免疫检测方法中。目前在医学检验中的应用主要是免疫层析法和快速免疫金渗滤法，用于检测 HBsAg、HCG、抗精子抗体和抗双链 DNA 抗体等，具有简单、快速、准确和无污染等优点。

实验十三　斑点金免疫渗滤试验

斑点金免疫渗滤试验（dot immunogold filtration assay，DIGFA）又称滴金免疫测定法，简称“滴金法”。因其最大的特点是简便、快速，故称为快速斑点免疫结合试验。本次试验以双抗体夹心法测定尿中人绒毛膜促性腺激素（HCG）为例，简述其原理、方法和应用。

【实验原理】

选取 2 种抗 HCG 不同决定簇的单克隆抗体，其中抗α-HCG 抗体用胶体金标记，制备成抗 HCG 免疫金复合物；另一种抗β-HCG 抗体吸附硝酸纤维素（nitrocellulose，NC）膜表面形成斑点。当滴加在膜上的标本液渗滤过 NC 膜时，标本中所含 HCG 被膜上抗 HCG 抗体所捕获，其余无关蛋白质等滤出 NC 膜片。其后加入的抗 HCG 免疫金复合物也在渗滤中与已结合在膜上的 HCG 结合。胶体金聚集在膜中央显示红色斑点，斑点颜色的深浅与标本中 HCG 量呈正相关。

【试剂与器材】

1. 标本　待检尿。

2. 试剂盒　试剂盒主要组成有：①胶体金反应板（图 13-1），由塑料小盒、吸水垫料和点加了抗原或抗体的硝酸纤维素薄片 3 部分组成；②胶体金标志物；③洗涤液；④为了提供质控保证，用于抗原测定的试剂盒还应包括抗原参照品，检测抗体的试剂盒应有抗体阳性对照品。

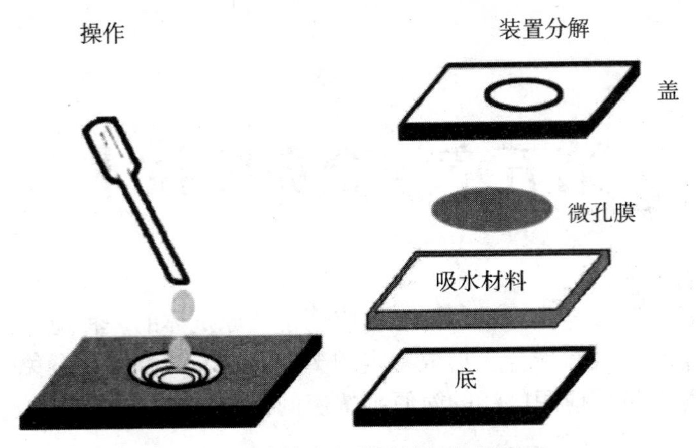

图 13-1 胶体金免疫渗滤结构示意图

3. 器材 试管、微量移液器等。

【操作方法】

1. 将反应板平放于实验台面上，于小孔内滴加含待测抗原的标本 1～2 滴，待完全渗入，待测抗原与膜上的抗体反应而结合在膜上。

2. 于小孔内滴加胶体金标记抗体试剂 1～2 滴，待完全渗入，使胶体金标记抗体与结合在膜上的待测抗原反应。

3. 于小孔内滴加洗涤液 2～3 滴，待完全渗入，洗去未结合的胶体金标记抗体。

4. 目测观察结果。

【结果判断】

1. 抗原参照标准液孔膜上应有清晰的淡红色斑点出现。

2. 若标本滴加孔膜上无红色斑点，或斑点显色浅于参照标准液孔，说明标本中 HCG 含量＜ 50mU/ml；如标本孔斑点深于参照孔，则标本中 HCG 含量＞50mU/ml。

3. 若测定标本为强阳性时，可用洗涤液稀释，按同样的方法测定，稀释至标本斑点与参照孔颜色相当，即可知标本 HCG 含量（50mU/ml× 稀释倍数）。

【注意事项】

1. 试剂盒要恢复室温（23℃ ± 2℃）。

2. 各操作步骤之间不得有长时间间隔。

实验十四 斑点免疫层析试验

斑点免疫层析试验（dot immunochromatographic assay，DICA）又称免疫层析试验，简称“一步金法”。试验所用试剂全部为干试剂，多个试剂被组合在一条狭长（约 4mm×80mm）的塑料板条上，成为单一试剂条，本次试验以双抗体夹心法测定尿 HCG 为例，简述其原理、方法和应用。

【实验原理】

试剂条（图 14-1）上端 (A) 和下端 (B) 分别为吸水性材料，B 端吸水性材料上还黏附有吸尿玻璃纤维；B 端的近 D 处粘贴有冻干金标记的抗 α-HCG 玻璃纤维，紧接着为硝酸纤维素膜，其上有 2 个反应区域，测试区（T）固定有抗 β-HCG 抗体，对照区（C）固定有对应的抗 IgG 抗体。测试时将试剂下端浸入液体标本中，通过吸水材料虹吸作用吸引标本液向上移动，使金标记的抗 α-HCG 复溶，当经过 D 处时如标本中有与金标记抗体相应的 HCG，两者即结合，此抗原抗体复合物流至测试区 T 时，即被固相抗 HCG 所获，胶体金颗粒发生聚集变为红色。反之则不发生变化。过剩胶体金标记的抗 HCG 或金标记的抗体 - 抗原复合物继续向前移动，与 C 区的抗 IgG 抗体结合，出现红色质控条带。

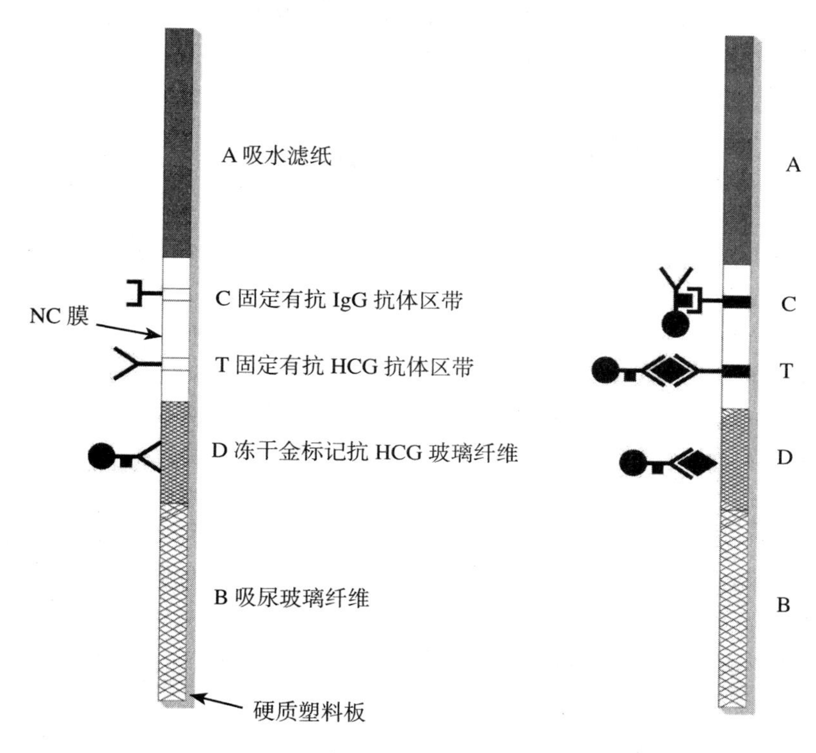

图 14-1　免疫胶体金层析法原理示意图

【试剂与器材】

1. 标本为待检尿。

2. “一步金法”早早孕妊娠诊断试剂条片（有商品供应）。

3. 尿液收集杯、试管、微量移液器等。

【操作方法】

将试剂条下端标志部插入尿液中深度为 10 ~ 15mm，约 5s，取出后放平，置室温下 3 min，目测观察结果。这种方法比较麻烦且容易造成污染。可取尿标本约 0.5ml 加入小试管中，然后插入试纸条，待 1 ~ 2min 反应带清晰后观察结果。

【结果判断】

若出现 2 条紫红色线为 HCG 阳性（妊娠），若只质控线显示紫红色为阴性（未妊娠）。

测试条上下端均无红色反应线出现，表明试验失败或测试条失效。

强阳性尿液中 HCG 含量较多，因此质控线可能不出现或极浅淡，而仅在反应区显示淡紫色条带。

【注意事项】

1. 应避免试纸条一端插入尿液过深或过浅。
2. 插入时间过长或过短均会影响试验结果。

（李　睿）

第六章　细胞免疫和非特异免疫功能检测技术

细胞免疫的核心是T淋巴细胞及其亚群介导的免疫应答。非特异免疫功能主要检测吞噬细胞、补体介导的免疫作用。检测细胞免疫和非特异免疫功能，对于评估机体免疫功能状态有重要意义。本章重点介绍如何采用体外或体内方法将特定的免疫细胞从血液或脏器中分离出来，并根据免疫细胞所具有的独特标志与特殊功能，对其进行数量和功能检测。

实验十五　外周血单个核细胞的分离

外周血单个核细胞指淋巴细胞和单核细胞，是免疫学实验中最常用的细胞群。在研究免疫细胞时，常需要先将淋巴细胞等分离纯化，再进一步进行检测。

【实验原理】

根据各种血细胞的体积、形态、密度和比重均有差异，可将不同的细胞分离。不同类别人类血细胞的密度如下：

红细胞比重　　1.093

多形核粒细胞比重　　1.092

血小板比重　　1.032

单个核细胞比重　　1.075～1.090

利用一种比重介于1.076～1.092之间等渗的聚蔗糖-泛影葡胺（ficoll-hypaque）混合液（淋巴细胞分离液，比重为1.077±0.001），进行密度梯度离心。离心后不同比重的血细胞在分离液中呈梯度分布。红细胞和多形核粒细胞密度大于分离液，沉于管底；血小板因密度小而悬浮于血浆中；单个核细胞的密度略小于分离液，悬浮于分离液上层与血浆层交界处，呈云雾状白膜层，见图15-1。

【试剂与器材】

1. 试剂

(1) 淋巴细胞分离液（比重1.077±0.001）。

(2) 肝素溶液：用生理盐水配制成500U/ml。

(3) Hanks液。

(4) 2g/L锥虫蓝染液。

(5) 标本：肝素抗凝的人外周静脉血。

(6) 白细胞稀释液。

2. 器材　试管、滴管、吸管、无菌干燥注射器、无菌棉球、橡皮止血带、水平式离心机、生物显微镜、血细胞计数板等。

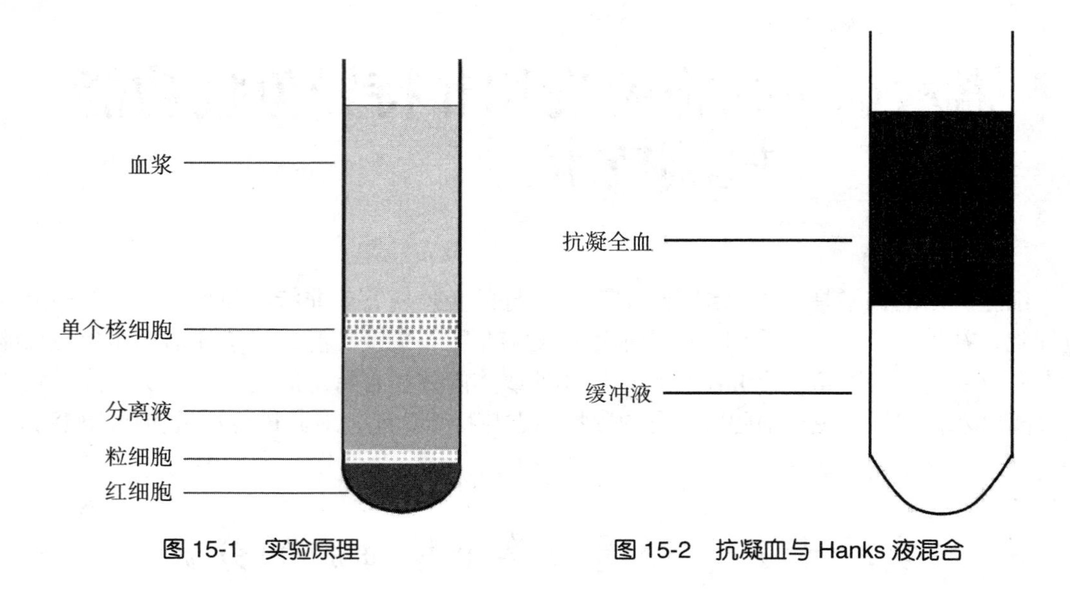

图 15-1　实验原理　　　图 15-2　抗凝血与 Hanks 液混合

【操作方法】

1. 室温下，将 2ml 抗凝血与 2ml Hanks 液混合，见图 15-2。

2. 取分离液 2ml 置入灭菌离心管内，用毛细吸管将稀释血液 4ml 沿管壁加入离心管，使稀释血液重叠于淋巴细胞分离液上（分离液与稀释血液体积比例为 1∶2），见图 15-3。

3. 配平后将离心管置于水平式离心机内，以 2000r/min 离心 20min。

4. 离心后管内容物从上至下分为 4 层：上层为血浆层；中层为细胞分离液；下层为红细胞和粒细胞；上、中层界面处呈现白色浑浊，即为单个核细胞层，见图 15-3。

5. 用吸管插到血浆与分离液的界面处，沿管壁周缘吸出单个核细胞。

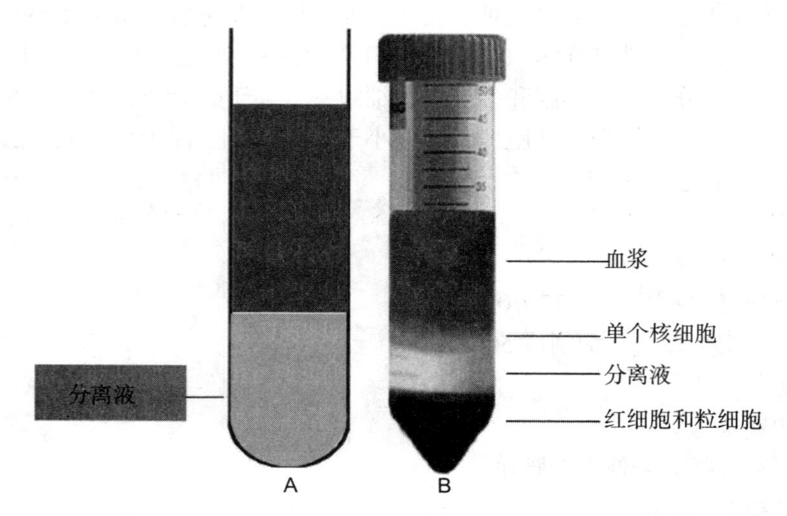

图 15-3　A. 分离液与稀释血液；B. 离心后管内容物示意图

6. 置入另一离心管中，加入 5 倍体积的 Hanks 液混匀，1500 r/min 离心 10min。

7. 弃上清，将沉淀细胞振摇重悬后加 Hanks 液。

8. 按上述方法洗涤 2 次。

9. 末次离心后，吸尽上清，再加入 Hanks 液将细胞悬液体积还原至 1ml。

10. 吸取 20μl 细胞悬液，加 380μl 白细胞稀释液混匀 2 ~ 3min。

11. 吸取 15μl 滴入血细胞计数板中，充池检测白细胞计数（图 15-4）。

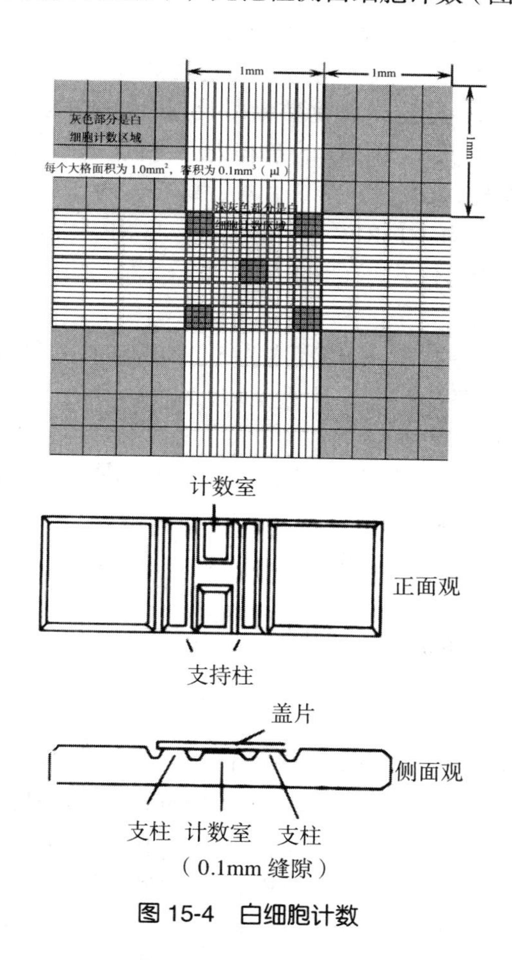

图 15-4　白细胞计数

【结果判断】

活细胞可排斥染料不被着色，折光性强；染料可渗入死亡细胞，死亡细胞着蓝色，体积略膨大；正常情况下，活细胞比例＞95%。

【思考题】

1. 密度梯度离心分离法将稀释血液加于分层液上时，应注意什么？为什么？

2. 本法制备的单个核细胞悬液能满足许多细胞免疫实验的要求，若需要进一步进行 T 细胞、B 细胞及单核细胞的纯化，可考虑采用哪些方法？

3. 如何检测细胞得率与淋巴细胞纯度？

（张业霞）

实验十六 T淋巴细胞E花环试验（免疫细胞数量检测）

【实验原理】

人外周血T淋巴细胞表面具有天然的能与绵羊红细胞（SRBC）表面糖肽结合的受体，称为E受体。E受体可结合SRBC形成花环样细胞团，是T细胞特有的表面标志。

E花环形成试验通常用于检测T细胞数量以及判断机体的细胞免疫状况。

由于T细胞的异质性，其对SRBC的亲和力亦不同，因而T细胞可形成不同类型的E花环。例如，淋巴细胞与SRBC经37℃水浴后离心，再于4℃放置2h所形成的花环数即代表T细胞总数，称总花环（EtRFC）。淋巴细胞与SBRC按一定比例混合，只经低速离心沉淀形成的花环，称为活性花环（EaRFC）。

【试剂与器材】

1. 肝素 将12 500U/ml的肝素，稀释成为500U/ml，按每管0.1ml分装，4℃保存。

2. 淋巴细胞分离液（有商品供应，比重1.077±0.001）。

3. 无Ca^{2+}、Mg^{2+} Hanks液（pH 7.2～7.4）。

4. 0.8%戊二醛液 取4.5g/L NaCl 30.25ml，加25%戊二醛1ml即可。

5. 含2%小牛血清的Hanks液。

6. 磷酸缓冲液（pH 7.0，0.07mol/L）。

7. 吉姆萨与瑞特染液。

8. 仪器设备 离心机、水浴箱、电冰箱、显微镜。

9. 阿氏（Alsever）液 一种血液保存液。

【操作方法】

1. 淋巴细胞悬液的制备 取肝素抗凝血1ml加入1ml Hanks液对倍稀释后沿管壁缓慢加于1ml淋巴细胞分离液上，离心2000r/min，20min；用毛细吸管吸出位于血浆和分离液之间的乳白色单个核细胞层，用Hanks液洗2次（1000r/min，离心10min），弃上清液，加含2%小牛血清的Hanks液0.2ml制成淋巴细胞悬液。

2. 绵羊红细胞悬液的配制 从绵羊颈静脉采血后，置于无菌阿氏液中抗凝保存（血液与阿氏液等量混合），放4℃冰箱备用，可使用2～4周。第1、2次洗涤时均以2000 r/min离心5min，第3次离心沉淀10min。洗涤过程中，尽量将红细胞表层的白细胞除尽，最后取浓缩红细胞用Hanks液配成1% SRBC悬液。

3. 计算总花环（EtRFC）数

(1) 取0.2ml 1% SRBC加入淋巴细胞悬液内，混匀后置37℃水浴10min。

(2) 低速离心（500r/min，5min）后，置4℃冰箱1h。

(3) 沿管壁轻轻滴加0.8%戊二醛0.2ml，4℃固定10～20min。

(4) 弃上清液，轻轻吹吸沉淀细胞制成涂片，自然干燥。

(5) 取磷酸缓冲液（0.07mol/L，pH 7.0）10ml加入6滴吉姆萨染液及1滴瑞特染液，将上述细胞制片置于此染液中染色，10min后水洗、干燥。

(6) 加盖片，于高倍镜或油镜下计数花环形成率。

4. 计算活性花环（EaRFC）数 基本方法同上，不同之处是测定中 SRBC 悬液的浓度为 0.1%，SBRC 与淋巴细胞之比为 10∶1，混匀后立即 1000r/min 离心 5min，加入戊二醛固定、染色后计数。

【结果判断】

计数 200 个淋巴细胞，凡结合 3 个 SRBC 或以上者为 E 花环阳性细胞（图 16-1），按下式计算 E 花环形成率：

$$E\text{ 花环形成率}(\%) = E\text{ 花环阳性细胞数} \div 200 \times 100\%$$

正常参考值（$\bar{x} \pm s$）：EtRFC（64.4%±6.7%）；EaRFC（23.6%±3.5%）。

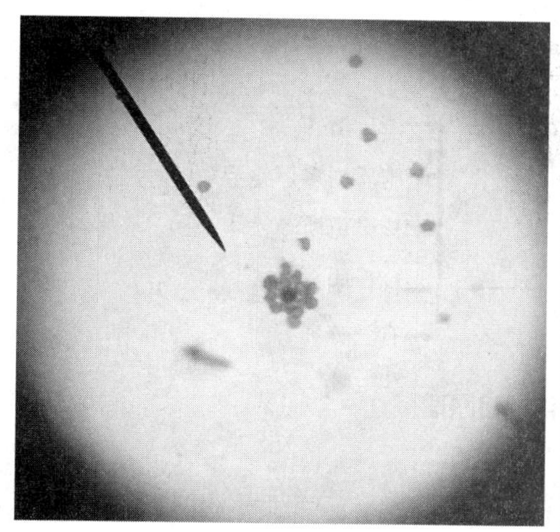

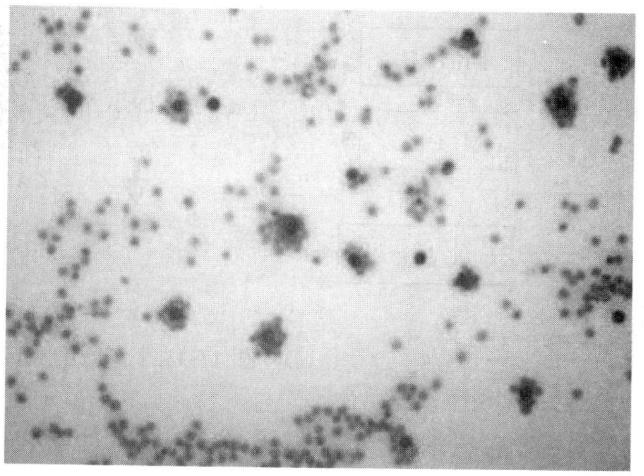

图 16-1 E 花环

【实验讨论】

本实验中需注意哪些问题？

［注］阿氏液的配制

氯化钠 0.42g，枸橼酸钠 0.80g，葡萄糖 2.05g，蒸馏水 100ml。将上述各成分融解于蒸馏水内，用滤纸过滤，分装小瓶，高压蒸汽 3.6 4.5kg 20min 灭菌。放 4℃冰箱内保存备用。用时按 1∶1 比例与等量新鲜血液混合。

（张业霞）

实验十七 免疫细胞功能检测

一、T 淋巴细胞转化试验

T 淋巴细胞转化试验又称增殖试验。T 淋巴细胞在体外培养过程中受到特异性抗原或非特异性有丝分裂原［如植物血凝素（PHA）、刀豆蛋白 A（ConA）等］刺激后，细胞的形态和代谢发生变化，发生一系列增殖反应，如出现细胞体积增大、核染色质疏松、蛋白质和核酸增加，并转化为母细胞。检测淋巴母细胞转化率的高低，可反映机体的细胞免疫水平。

根据实验目的与实验条件的不同，T 淋巴细胞转化试验结果的读取可选择形态学检查法和 MTT 比色法等方法（图 17-1）。

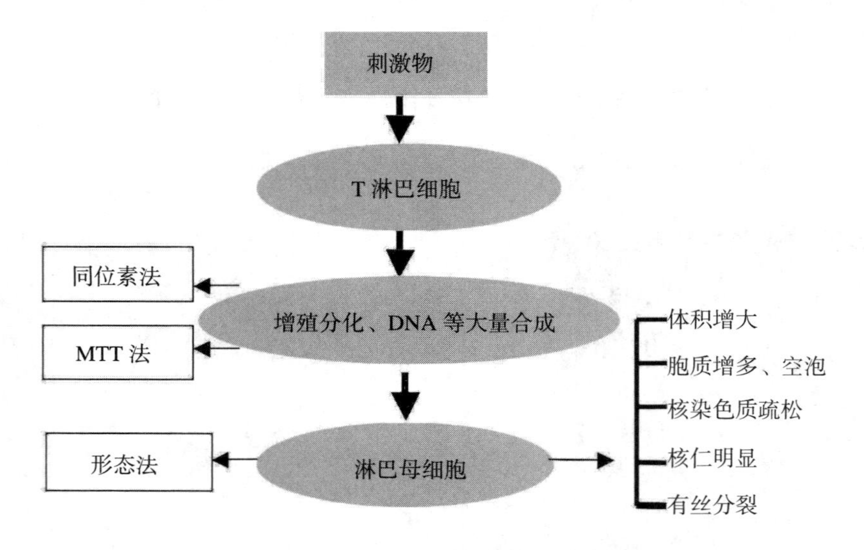

图 17-1　T 淋巴细胞转化试验原理

（一）形态学检查法

【实验原理】

T 淋巴细胞在体外培养过程中受到有丝分裂原［如植物血凝素（PHA）等］刺激后，细胞的形态和代谢发生变化，可转化为体积较大的母细胞，胞质增多而深染，核增大并可见核仁，部分细胞可出现有丝分裂，计数转化细胞的百分率可反映机体的细胞免疫功能。

【试剂与器材】

1. RPMI l640 培养液　有商品出售。用前调至含小牛血清 10%、青霉素 100U/m1 、链霉素 100μg/m1，用无菌 3% $NaHCO_3$ 调 pH 至 7.2 ~ 7.4。

2. 植物血凝素（PHA）　用含 10% 小牛血清的 RPMI 培养液稀释至 500 ~ 1000μg/ml（PHA 浓度要适当，PHA 剂量过大对细胞有毒性，每批试验前应先摸索最适剂量）。

3. 染液　吉姆萨染液。

4. 标本　肝素抗凝人外周静脉血。

5. 器材　细胞培养瓶、CO_2 培养箱、超净台、高压灭菌器、无菌过滤装置、离心机、显微镜等。

【操作方法】

操作步骤见图 17-2。

1. 取肝素抗凝血 0.2ml，注入预先加有 1.8ml RPMI 1640 培养液的培养瓶内，同时加入 PHA（500μg/ml）0.1ml，对照瓶内不加 PHA。混匀后置 37℃、5%CO_2 培养箱内孵育 72h，期间每天旋转摇匀 1 次。

2. 培养结束后，弃去上清，混匀细胞，加入离心管中，1500r/min 离心 10min。

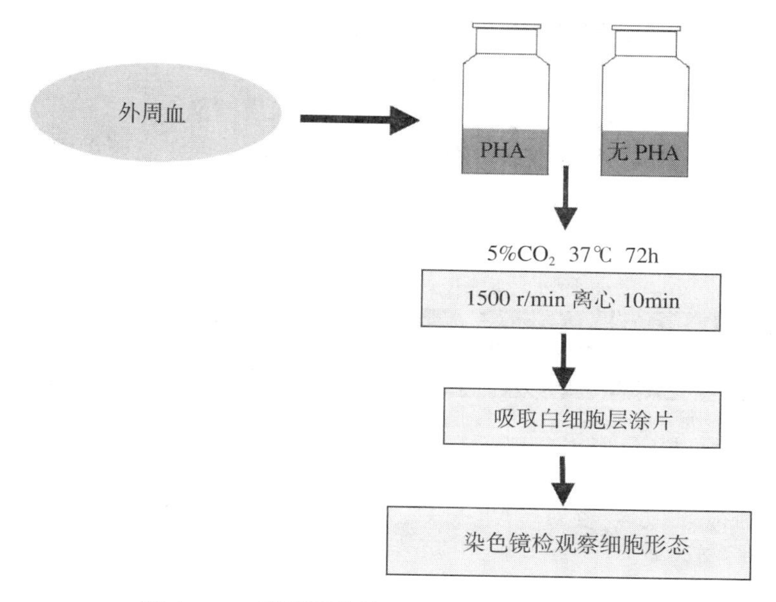

图 17-2　T 淋巴细胞转化试验操作步骤示意图

3. 弃上清，吸取白细胞层制片，自然干燥。

4. 甲醇固定 1 ~ 2min 后，吉姆萨染色 15 ~ 20min，水洗，干燥。

5. 油镜下计数 200 个淋巴细胞，观察淋巴细胞的形态变化，计算淋巴细胞转化率。

【结果判断】

1. 淋巴母细胞的形态学标准　观察细胞核的大小、核与胞质的比例、胞质染色性、核的构造与核仁的有无，可以见到以下几种类型细胞（图 17-3）。

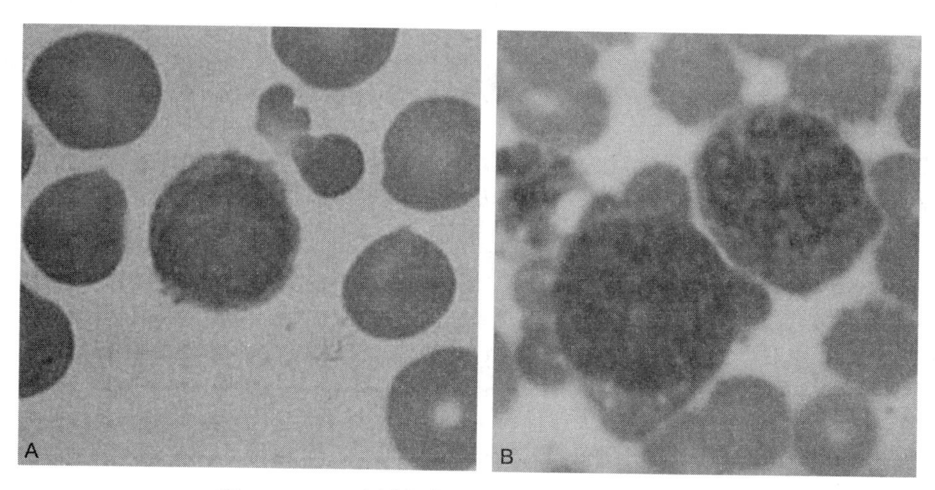

图 17-3　A. 未转化的淋巴细胞；B. 淋巴母细胞

(1) 成熟的小淋巴细胞：与未经培养的小淋巴细胞一样为 6 ~ 8μm，核染色致密，无核仁，核与胞质比例大，胞质染色为轻度嗜碱性。

(2) 过渡型淋巴细胞：比成熟的小淋巴细胞大，为 10 ~ 20μm，核染色较密，但具有明显的核仁，这是与成熟小淋巴细胞的鉴别要点。

(3) 淋巴母细胞：细胞体积增大，为 20 ~ 30μm，形态不整齐，常有小突出，核变大，核质染色疏松，有核仁 1 ~ 4 个，胞质变宽，常出现胞质空泡。

(4) 其他细胞：如中性粒细胞在培养 72h 后，绝大部分衰变或死亡成碎片。

未转化和转化淋巴细胞的形态特征比较见表 17-1。

表 17-1　未转化和转化淋巴细胞的形态特征

	转化淋巴细胞		未转化淋巴细胞
	淋巴母细胞	过渡型	
细胞大小（直径 μm）	20 ~ 30	10 ~ 20	6 ~ 8
核大小、染色质	增大、疏松	增大、较密	不增大、密集
核仁（个）	清晰，1 ~ 4	有	无
有丝分裂	有或无	无	无
胞质、着色	增多、嗜碱	增多、嗜碱	极少，天青色
胞质内空泡	有或无	有或无	无
伪足	有或无	有或无	无

2. 淋巴细胞转化率的计算　检查推片头、体、尾 3 部分，转化的淋巴细胞包括淋巴母细胞和过渡型淋巴细胞，未转化的淋巴细胞指成熟的小淋巴细胞。

计数 200 个淋巴细胞，算出转化率：

$$\text{转化率} = \frac{\text{转化的淋巴细胞数}}{\text{转化和未转化的淋巴细胞数}} \times 100\%$$

在正常情况下，PHA 诱导淋巴细胞转化率为 60% ~ 80%；如为 50% ~ 60%则偏低，50%以下则为降低。

【思考题】

除淋巴细胞转化试验外，还有哪些试验方法可用于评价淋巴细胞功能？

（二）MTT 比色法

【实验原理】

T 淋巴细胞受到 PHA 作用后发生活化增殖，其胞内线粒体琥珀酸脱氢酶活性相应升高，四甲基噻唑蓝（MTT）作为其底物参与反应，被催化形成蓝紫色结晶甲臜 (fomazan)，经盐酸 - 异丙醇或二甲亚砜溶解后为蓝色溶液。甲臜的形成量与细胞增殖活化的程度呈正相关。

【试剂与器材】

1. RPMI 1640 培养液。

2. 植物血凝素（PHA）。

3. 标本　肝素抗凝人外周静脉血。

4. 器材　超净工作台、96 孔细胞培养板、CO_2 培养箱、高压灭菌器、无菌过滤装置、振荡器、酶联免疫分析仪等。

【操作方法】

操作步骤如图 17-4。

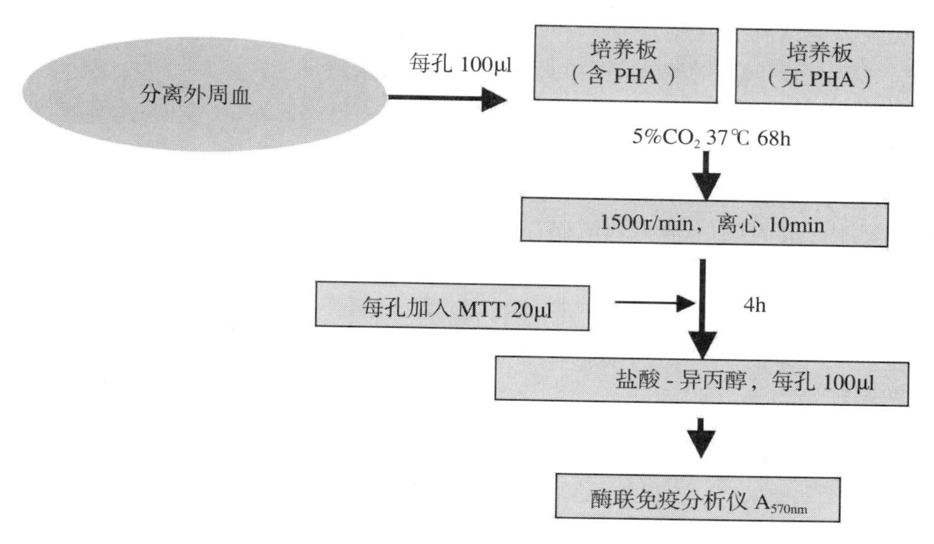

图 17-4 MTT 比色法操作示意图

1. 先采用密度梯度离心法分离外周血单个核细胞，并用含 10% 小牛血清的 RPMI 1640 培养液调整细胞浓度至 1×10^6/μl。

2. 将细胞悬液加入 96 孔培养板中，每孔 100μl，每个样品 3 个复孔，并设相应对照孔。实验孔加含 50μg/ml 的 PHA 100μl（终浓度 25μg/ml），对照孔加不含 PHA 的 1640 培养液 100μl。

3. 混匀后置 37℃、5% CO_2 培养箱内培养 68h。

4. 将培养板 1500 r/min 离心 10min，吸弃上清液，再加生理盐水 1500 r/min 离心 10min，反复 2 次冲洗细胞。

5. 每孔加 MTT 20μl，混匀，继续培养 4h 后，重复操作步骤 4，冲洗细胞。

6. 每孔加 100μl 盐酸 - 异丙醇，低速振荡 10min。充分溶解后，采用酶联免疫分析仪双波长 570nm/ 630nm 测定各孔 A 值（检测波长为 570nm，参考波长为 630nm，加入盐酸 - 异丙醇后要在 30min 内进行测定），以 3 个复孔的平均值为最终结果。

【结果判断】

以刺激指数 (SI) 判断淋巴细胞转化程度：

$$\text{刺激指数（SI）}=\frac{\text{实验组 }A_{570\text{-}630nm}\text{ 均值}}{\text{对照组 }A_{570\text{-}630nm}\text{ 均值}}$$

【思考题】

1. 试讨论 MTT 比色法检测淋巴细胞转化的优缺点。

2. MTT 比色法容易因细菌污染导致实验失败，应采取哪些措施减少实验误差，使结果可信？

（三）^{3}H-TdR 参入法

【实验原理】

T 细胞受 PHA 或特异性抗原刺激后，发生有丝分裂，细胞进入 S 期，此时在细胞培养液中加入氚标记的胸腺嘧啶核苷（^{3}H-thymidine riboside，^{3}H-TdR），可被细胞摄入而参入 DNA 中，测定 ^{3}H-TdR 的参入量，可判定细胞的增殖程度。

【试剂与器材】

1. RPMI 1640 培养液、PHA 等同“形态学检查法”。

2. ^{3}H-TdR　最好选用放射比活性为 74～370MBq/mmol 的制品，将 3.7×10^{7}Bq/ml 的溶液用无菌生理盐水稀释 20 倍于 4℃保存，用时每孔加 10μl。

3. 闪烁液 PPO（2, 5- 二苯基噁唑）5.0g，POPOP[1,4- 双（5- 苯基噁唑基 -2）苯] 0.3g，无水乙醇 200ml 及甲苯 800ml 混匀即可。

4. 49 型玻璃纤维滤纸、多头细胞收集器、闪烁杯、液体闪烁计数器。

5. 96 孔细胞培养液。

【操作方法】

1. 无菌操作取淋巴细胞（方法同 E 花环形成试验），用 RPMI 1640 培养液调细胞浓度至 1×10^{6}/ml。

2. 取上述细胞悬液加入 96 孔细胞培养液内，每孔 100μl，每个样品加 6 孔，其中 3 孔为实验组，每孔加 100μl PHA（10μg/ml），3 孔为对照组，每孔加 100μl RPMI 1640 培养液。

3. 置 37℃、5% CO_2 孵育 56h，每孔加 ^{3}H-TdR 20μl，继续培养 16h。

4. 用多头细胞收集器将每孔培养物分别吸收于直径 24mm 的原型玻璃纤维滤纸上，抽气过滤并用蒸馏水充分洗涤。

5. 将滤纸片放 80℃烘干约 1h 后分别浸于脂溶性闪烁液（每杯 5ml）中。

6. 置于液体闪烁计数器上测定每个样品的每分钟脉冲数（cpm）值。

【结果判断】

结果以液体闪烁计数器记录每分钟的脉冲数（cpm）表示。

转化值＝实验组 cpm 均值－对照组 cpm 均值，亦可用刺激指数（stimulating index，SI）表示实验结果。

刺激指数（SI）＝实验组（加 PHA 组）cpm 均值 ÷ 对照组（未加 PHA 组）cpm 均值。

【思考题】

1. ^{3}H-TdR 加入的时间对实验结果有什么影响？（提示：在细胞分裂周期中只有 S 期合成 DNA，故应在 S 期加入 ^{3}H-TdR，加入过早不但不被细胞摄取，反而被降解为胸腺嘧啶，不能作为合成 DNA 的原料。一般在培养终止前 6h 或 16h 加入 ^{3}H-TdR，其参入量高）。

2. ^{3}H-TdR 法的主要影响因素有哪些？

二、植物血凝素 PHA 皮肤试验

【实验原理】

PHA 应用于检查外周血 T 淋巴细胞的免疫功能，可使 T 淋巴细胞转化为淋巴母细胞，根据淋巴母细胞出现率来判定机体的细胞免疫功能。1967 年以来将 PHA 用于皮肤试验以检测迟发型变态反应，主要表现为淋巴细胞浸润，兼有中性粒细胞浸润。这种反应比较温和，PHA 经多次人体试验并无明显毒性，注射后仅有轻度热感、痒感，持续 48h 后消失，因此可以认为它是一种较安全的试剂。

【试剂与器材】

冷冻干燥 PHA 制品（平时储存于冰箱中，临用前以无菌操作称取，溶于灭菌生理盐水，配成浓度为 50μg/ml 的溶液）、一次性小注射器、无菌棉棒等

【操作方法】

取 0.1ml 接种于前臂皮内，24h 后测量红斑大小，取长径和短径的平均值。

【结果判断】

凡红肿（或硬结）直径在 15mm 以上，可以判定为阳性反应。

【思考题】

1. 此试验是否需要预先致敏？

2. 以上检测细胞免疫功能的试验在医学上各有何用途？

（张业霞）

实验十八　吞噬细胞吞噬作用观察

吞噬细胞是指体内具有吞噬功能的细胞群，按其形态的大小分为两类：一类为大吞噬细胞，即单核 - 巨噬细胞系统，包括血液中的单核细胞和组织中的巨噬细胞；另一类为小吞噬细胞，即中性粒细胞。测定中性粒细胞和巨噬细胞吞噬率与吞噬指数对检测机体吞噬细胞的功能、判断机体免疫状态有重要作用。

一、中性粒细胞吞噬作用试验（手指血法）

【实验原理】

中性粒细胞具有吞噬功能，当与颗粒物质（如葡萄球菌）混合孵育一定时间后，颗粒物质被吞噬。根据吞噬率和吞噬指数可反映该细胞的吞噬功能。

【试剂与器材】

葡萄球菌菌液（浓度 5×10^8/ml，用麦氏标准比浊管比浊测定，置 4℃备用）、一次性采血针、乙醇棉球、干棉球、瑞特染液、微量移液器、肝素抗凝管等。

【操作方法】

1. 用碘酊和乙醇消毒某一手指皮肤。

2. 用一次性采血针刺破消毒部位皮肤，取 50μl 血加入准备好的肝素抗凝管中。

3. 用滴管取 1 滴葡萄球菌菌液加入血试管中，并轻摇混匀。置 37℃水浴箱水浴 30min，中途振摇 1 次。

4. 轻轻取出试管，用微量移液器从试管底部细胞层轻轻吸取 5μl 滴于载玻片上，用另一载玻片推成薄血片，自然干燥。

5. 加瑞特染液数滴，1min 后加等量蒸馏水，混匀染色 5min，蒸馏水冲洗，晾干后用

油镜观察。

【结果判断】

中性粒细胞吞噬细菌后，显微镜下可见细胞核与被吞噬的细菌均染成紫色，细胞质染为淡红色（图 18-1）。

油镜下，计数 200 个中性粒细胞，并分别记下吞噬细菌的吞噬细胞数及被吞噬的细菌总数。计算如下：

$$吞噬率=\frac{200\text{ 个中性粒细胞中吞噬细菌的细胞数}}{200}\times 100\%$$

$$吞噬指数=\frac{200\text{ 个中性粒细胞中吞噬细菌的总数}}{200}$$

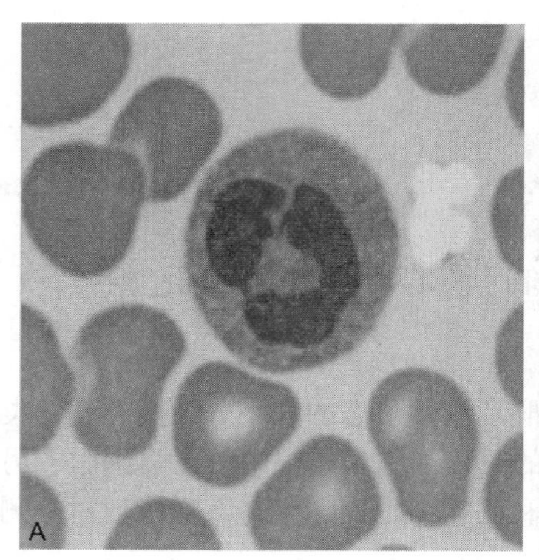
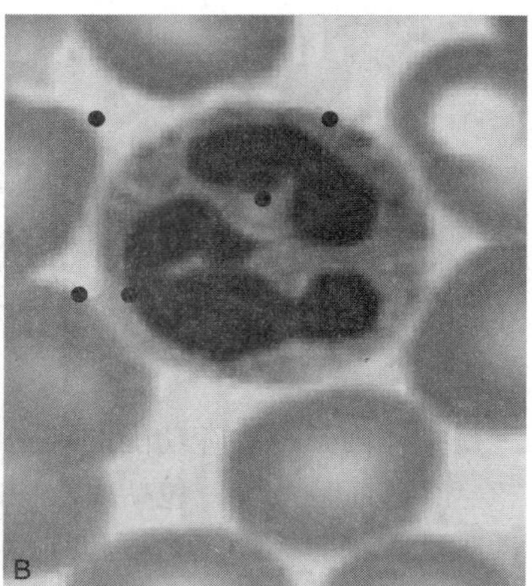

图 18-1　结果判断

A. 未吞噬细菌的中性粒细胞；B. 吞噬细菌的中性粒细胞

【思考题】

1. 在实验过程中注意哪些事项可减少实验误差？（提示：吞噬细菌的中性粒细胞往往在血片的尾部较多，因此计数时应取血片的前、中、后三段计数，以减少实验误差，所用器材要洁净、无油污等。）

2. 讨论从哪些方面改进实验，可方便计算吞噬率和吞噬指数？

二、巨噬细胞吞噬作用试验

【实验原理】

巨噬细胞对颗粒性异物有很强的吞噬功能。当鸡红细胞（CRBC）被注入小鼠腹腔时，会被小鼠中的巨噬细胞吞噬。取小鼠腹腔液涂片染色，显微镜下可见到鸡红细胞被吞噬的现象。计算吞噬率和吞噬指数可判断巨噬细胞的吞噬功能。

【试剂与器材】

小白鼠、1% 鸡红细胞、6% 淀粉溶液、瑞特染液、无菌注射器、动物解剖用具等。

【操作方法】

1. 在实验前 3d，在小鼠腹腔注射 5%淀粉肉汤溶液每只 1ml，以诱导巨噬细胞游离至腹腔。

2. 实验时，经腹腔给小鼠注射 2%鸡红细胞悬液 1ml，轻揉小鼠腹部，使悬液分散。

3. 40min 后以颈椎脱臼法处死小白鼠，将小鼠置于解剖盘中，常规消毒后，先剪开腹部皮肤，然后提起腹壁斜剪一小口，取腹腔液涂片，自然干燥后进行染色。

4. 瑞特染色　加瑞特染液数滴，1min 后加等量蒸馏水，混匀，共同染色 5min，再用蒸馏水冲洗，自然晾干后用油镜观察（图 18-2）。

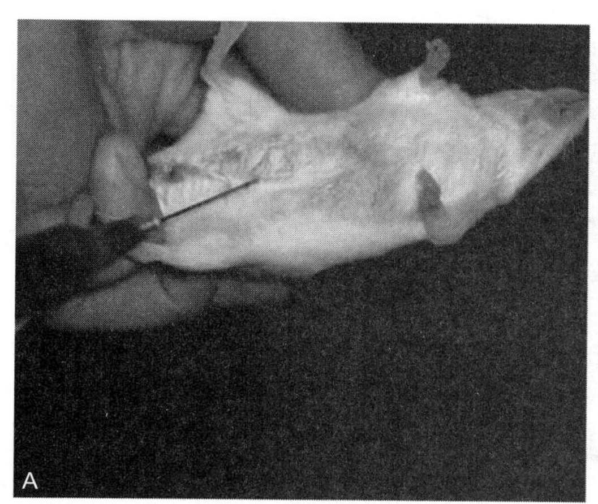

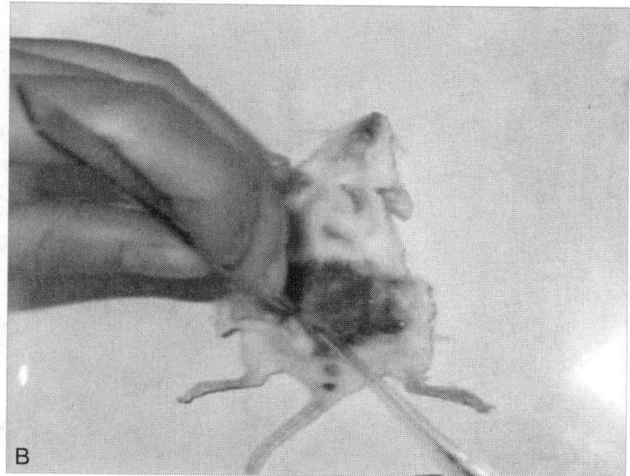

图 18-2　操作方法

A. 注射鸡红细胞；B. 吸取腹腔液

【结果判断】

油镜下可见圆形或不规则形状、核呈蓝紫色的巨噬细胞，鸡红细胞多为椭圆形、胞质呈淡紫红色有核的细胞，被吞噬消化的鸡红细胞核模糊、肿胀，染色淡，胞质浅染，胞核呈浅灰黄色（图 18-3）。

油镜下随机观察 200 个巨噬细胞，计数吞噬鸡红细胞的巨噬细胞数和被吞噬的鸡红细胞总数。

$$吞噬率 = \frac{巨噬细胞中吞噬 \text{CRBC} 的细胞数}{200} \times 100\%$$

$$吞噬指数 = \frac{巨噬细胞吞噬 \text{CRBC} 的总数}{200}$$

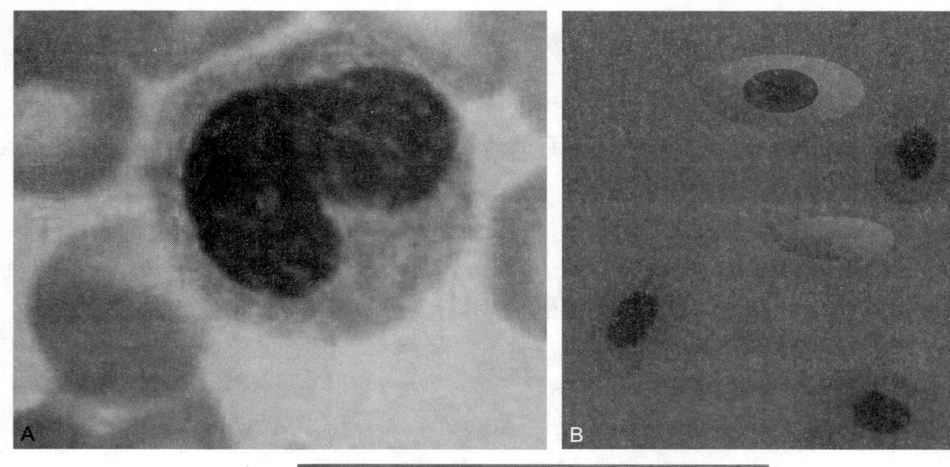

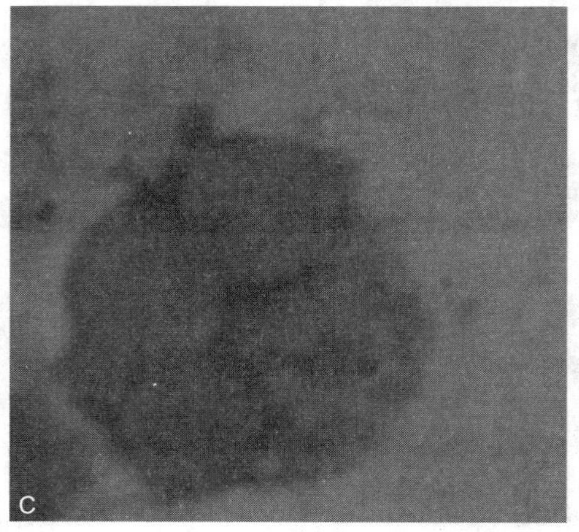

图 18-3　结果判断

A. 巨噬细胞；B. 鸡红细胞；C. 被吞噬消化的鸡红细胞（核模糊、肿胀，染色淡，胞质浅染，胞核呈浅灰黄色）

【思考题】

1. 涂片薄厚是否影响结果的观察？
2. 吞噬作用时间对结果观察有什么影响？

（闫德华）

实验十九　补体的测定技术

一、补体的溶血作用

【实验原理】

绵羊红细胞与其相应抗体（溶血素）结合后，通过经典途径激活补体产生膜攻击作用，最后导致红细胞溶解，发生溶血反应。

【试剂与器材】

1. 抗原　2% 绵羊红细胞。

2. 抗体　溶血素（适当稀释）。

3. 补体　豚鼠新鲜血清（适当稀释）、生理盐水、试管、水浴箱等。

【操作方法】

1. 取小试管 3 支，按表 19-1 加入各成分（容量单位均为 ml）。

2. 将上述 3 支试管放在 37℃水浴箱内 15～30min，观察并记录结果。

表 19-1　补体溶血反应

管号	2%绵羊红细胞（ml）	溶血素（ml）	补体（ml）	生理盐水（ml）
1	0.25	0.25	0.25	0.25
2	0.25	0.25	—	0.5
3	0.25	—	0.25	0.5

【实验结果】

1. 试管内溶液变为红色透明为溶血，试管内溶液呈浑浊则为不溶血。

2. 第 1 试管因含有抗原、抗体和补体，结果应出现溶血；第 2、3 试管因缺乏补体或抗体，故不出现溶血。

【注意事项】

由于补体对热不稳定，在室温下很快失活，故要求必须是新鲜抽取的血清，在离体后 2h 内测定，才能得到可靠的结果。

【思考题】

补体有哪些生物学作用？如何证实其溶血作用？

（胡华健）

二、血清总补体活性测定

观察血清补体介导的溶血现象，了解补体系统在免疫反应过程中的效应作用。

【实验原理】

绵羊红细胞（SRBC）与相应抗体（溶血素）结合形成的致敏红细胞可通过经典活化途径激活补体，从而导致 SRBC 溶解。当红细胞与溶血素的浓度恒定时，在规定的反应时间内，补体的量及其活性与溶血程度呈正相关（图 19-1）。由于溶血程度在 30%～70% 时，补体的用量稍有变化就会对溶血程度产生很大的影响，所以，通常以 50% 溶血程度（CH_{50}）作为判定反应终点的指标，而不用 100% 溶血程度。

【试剂与器材】

1. 巴比妥缓冲液（BBS，pH 7.4）。

2. 2% SRBC 悬液。

3. 溶血素（抗 SRBC 抗体）　按效价用 BBS 稀释至 2U/ml。

4. 待检血清、生理盐水、17g/L 高渗盐水。

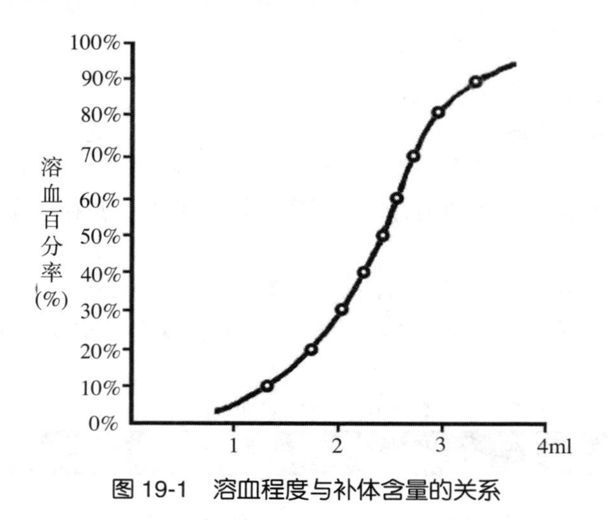

图 19-1 溶血程度与补体含量的关系

5. 器材 离心机、试管、刻度吸管、恒温水浴箱、721 分光光度计、比色杯等。

【操作方法】

1. 稀释待检血清 吸取新鲜待检血清 0.2ml，加入 BBS 3.8ml，将血清进行 1∶20 稀释。

2. 制备 50% 溶血标准管 吸取 2% SRBC 悬液 0.5ml，加蒸馏水 2.0ml，混匀使红细胞全部溶解，为 100% 溶血管；加入 17g/L 高渗盐水 2.0ml 使之成为等渗溶液，再加入 2% SRBC 悬液 0.5ml，即成为 50% 溶血管（图 19-2）。

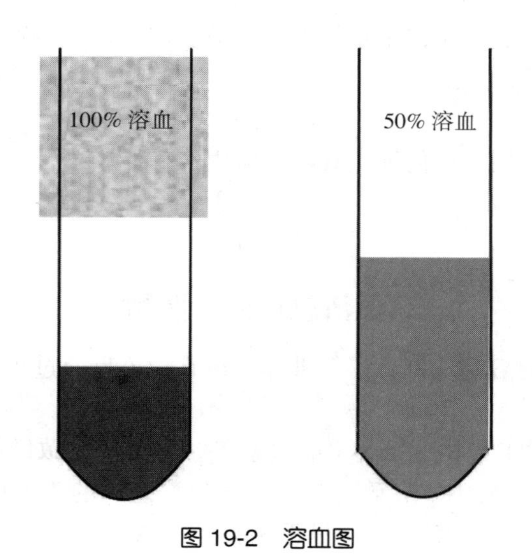

图 19-2 溶血图

3. 取试管 10 支按顺序编号，然后按照表 19-2 所示加入各试剂，将各管混匀，置 37℃水浴 30min 后测定补体活性。

表 19-2　取试管 10 支加入各试剂

试管号	BBS 缓冲液（ml）	1 : 20 稀释血清（ml）	2% SRBC（ml）	2U 溶血素（ml）		补体溶血活性（U/ml）
1	1.40	0.10	0.5	0.5	37℃ 水浴 30 min	200
2	1.35	0.15	0.5	0.5		133
3	1.30	0.20	0.5	0.5		100
4	1.25	0.25	0.5	0.5		80
5	1.20	0.30	0.5	0.5		66.6
6	1.15	0.35	0.5	0.5		57.1
7	1.10	0.40	0.5	0.5		50
8	1.05	0.45	0.5	0.5		44.4
9	1.00	0.50	0.5	0.5		40
10	1.50	0.00	0.5	0.5		–

【结果判断】

将各反应管经 2500 r/min 离心 5min（图 19-3）。

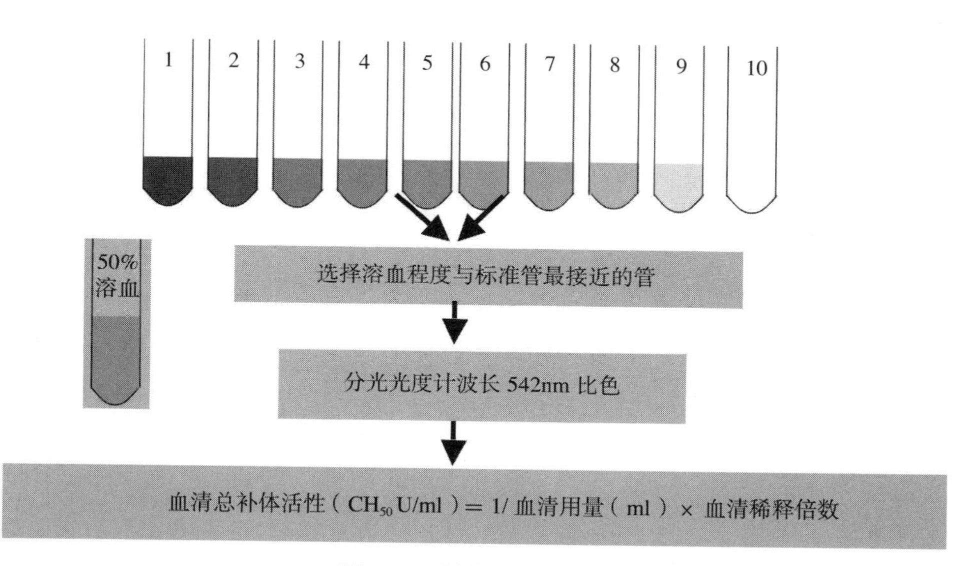

图 19-3　结果判断示意图

【注意事项】

1. 待检血清应无溶血、无污染、无乳糜血。

2. 待检血清必须新鲜，如放置室温 2h 以上，可使补体活性下降。

3. 补体性质不稳定，其溶血活性可受多种因素的影响，因此，缓冲液、绵羊红细胞等试剂应新鲜配制，所用实验器材应清洁。残留的酸碱等化学物质均可使补体受到破坏。

4. 绵羊红细胞浓度和溶血素的量应尽可能准确，否则可直接影响溶血程度。当用高浓度溶血素致敏时，溶血程度则随红细胞浓度的增加而增加。红细胞浓度每增加 1 倍，可使

50% 溶血补体量增加 25% 左右。

【思考题】

1. 补体的溶血活性为何以 50% 溶血程度（CH_{50}）作为判定反应终点的指标，而不用 100% 溶血程度?

2. 哪些因素可造成 CH_{50} 结果发生偏差?

（王宗军）

第七章 超敏反应性疾病的免疫学检测

超敏反应（hypersensitivity）亦称变态反应（allergy），是指机体对某些抗原初次应答后，再次接受相同抗原刺激时发生的一种以生理功能紊乱或组织细胞损伤为主的特异性免疫应答。根据超敏反应发生机制和临床特点，将其分为4型（Ⅰ、Ⅱ、Ⅲ、Ⅳ型）。

4种类型超敏反应发生的机制不同，同一抗原也可在不同条件下引起不同类型的超敏反应。4种类型超敏反应的免疫检测方法有所不同。Ⅰ型超敏反应主要检测过敏原和测定血清特异性IgE，Ⅱ型超敏反应的检测重点是抗血细胞抗体，Ⅲ型超敏反应主要检测循环免疫复合物，Ⅳ型超敏反应可用皮肤试验来检测。通过体内试验和体外实验，可进行变应原的相关检测，有助于超敏反应性疾病的临床诊断。

实验二十 动物Ⅰ型超敏反应观察

【实验目的】

观察豚鼠对鸡蛋清的过敏反应，联系青霉素引起过敏性休克的临床表现。加深理解Ⅰ型变态反应的发病机制，并提高对防治Ⅰ型变态反应性疾病重要性的认识。

【实验原理】

经致敏原刺激的动物机体可产生IgE类抗体，并与肥大细胞、嗜碱性粒细胞上IgE的Fc段受体结合，使机体处于致敏状态。同一致敏原第2次刺激机体后，可立即使肥大细胞、嗜碱性粒细胞释放生物活性物质如组胺、白三烯等，导致过敏性休克。

【实验材料】

豚鼠，小牛血清，鸡蛋清，无菌注射器，针头，解剖用具。

【方法与结果】

1. 取健康豚鼠2只，选纯白色350～400g的雌性豚鼠效果最好，每只皮下注射0.1ml新鲜鸡蛋清。

2. 2～3周后，取上述豚鼠中任1只，心脏内注射新鲜鸡蛋清0.5～1ml。

3. 另一只豚鼠心脏内注射小牛血清1ml。

4. 注射后密切观察有无过敏反应出现。如于注射数分钟内出现不安、用前爪搔鼻、咳嗽、打喷嚏、耸毛、痉挛性跳跃、大小便失禁、呼吸困难、站立不稳、倒地挣扎而死是为过敏性休克（轻型者可逐渐恢复而不死亡，此时动物处于脱敏状态，在一定时间内注入同样致敏原不出现过敏症状）。

5. 将死亡豚鼠解剖，可见肺气肿，肺充满整个胸腔（图 20-1 ）。

6. 注射小牛血清的豚鼠不出现任何反应。

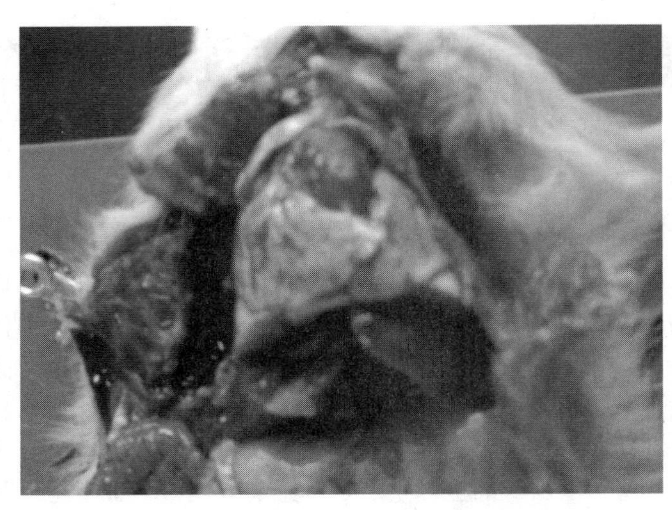

图 20-1　豚鼠发生超敏反应后解剖

【注意事项】

心脏注射必须准确，有回血后再注入致敏原。

【思考题】

1. 心脏内注射鸡蛋清的豚鼠为什么出现上述症状?

2. 心脏内注射小牛血清的豚鼠为什么不发生超敏反应?

（胡华健）

实验二十一　血清 IgE 的检测

IgE 是介导Ⅰ型变态反应的主要抗体，因此检测血清总 IgE 和特异性 IgE 对Ⅰ型变态反应的诊断和过敏原的确定很有价值。

一、血清总 IgE 的测定

正常情况下血清 IgE 很低，仅在微克每升（μg/L）水平，用常规测定 IgG 或 IgM 的凝胶扩散法检测不出 IgE，因此，临床上常用敏感度较高的方法进行测定。

测定方法主要有：①酶联免疫吸附试验，常用双抗体夹心法（形成动物抗人 IgE- 待测 IgE- 动物抗人 IgE · HRP ），操作简便，敏感性很高，是目前国内测定血清 IgE 最常用的方法；②放射免疫吸附试验（ radioimmunoadsorbent test，RIST ），是将抗 IgE 吸附到固相载体上用以检测血清 IgE 的方法，故又称固相放射免疫测定（ solid phase radioimmunoassay，SPRIA ）。

下面以 ELISA 双抗体夹心法检测血清总 IgE 为例进行介绍。

【实验原理】

用羊抗人 IgE 抗体包被酶标板，加入待检者血清，血清中人 IgE 与酶标板上的羊抗人 IgE 抗体结合，洗涤后加入酶标羊抗人 IgE 抗体，最后加入底物显色。根据底物显色的程度及吸光度值来判定抗原的含量，然后依据用校准品实验绘制的标准曲线，计算样品中 IgE 的含量。

【材料与试剂】

1. 检测试剂盒　羊抗人 IgE 抗体、HRP 标记的羊抗人 IgE 抗体、IgE 校准品、TMB、洗涤缓冲液、酶标板等。

2. 标本　待测者血清。

3. 材料　微量移液器、酶标仪、温箱等。

【实验方法】

1. 在酶标板孔中依次加入梯度稀释的 IgE 校准品 0.2ml，浓度依次为 200、50、12.5、3.13、0.8 和 0.2 U/ml。

2. 在其他孔中加入待测血清 0.2ml，每个样品重复 3 个孔，同时设置阴性、阳性和空白对照。封板，37℃温浴 2h，用洗涤液洗涤 3 次，每次 3min，洗涤完毕后在吸水纸上拍干。

3. 加入工作浓度的 HRP 标记的羊抗人 IgE，每孔 0.2ml，封板，37℃温浴 2h，洗涤同步骤 2。

4. 每孔加入底物 0.2ml，充分混匀，封板 37℃温浴 15min，肉眼观察颜色变化。

5. 向上述各孔加入终止液 50μl，终止反应。然后用酶标仪在 450nm 波长测各孔吸光度值。

【结果判断】

以 IgE 校准品的参考含量为横坐标，以对应吸光度值为纵坐标，绘制标准曲线。根据待测样品的吸光度值，在标准曲线中查出稀释后样品中 IgE 的浓度，再乘以稀释倍数，即为待测血清的 IgE 浓度。

婴儿脐带血 IgE 水平＜0.5U/ml，出生后随年龄增长而逐渐升高，12 岁时达到成人水平。成人血清 IgE 水平在 20 ~ 200U/ml，一般认为＞333U/ml 时为异常升高。

IgE 含量与吸光度值在一定范围内呈线性关系，如果样品的测定结果超出此范围，应对样品进行适当稀释，使样品中 IgE 的浓度在线性范围内再进行测定。

（注：U 与 ng 之间的换算为 1U=2.4ng）。

【临床意义】

正常人群血清 IgE 水平受地域环境、种族、遗传、年龄、性别、寄生虫感染、测定方法及取样标准等因素的影响，各家报道的正常值相差很大。某些过敏性体质者的血清 IgE 可高于正常人 1000 ~ 10 000 倍。血清 IgE 升高多见于特应症（过敏体质）、药物性间质性肺炎、支气管肺曲菌病、麻风、某些寄生虫感染及 IgE 型骨髓瘤等。但应注意，有些过敏者的血清 IgE 水平不高，而血清 IgE 水平高的并非都是过敏患者。

二、特异性 IgE 的测定

特异性 IgE 是指能与某种变应原特异性结合的 IgE，需用纯化的变应原去检测相应的 IgE 抗体，是体外确定变应原的一类试验。

测定方法主要如下：

1. 放射变应原吸附试验（radioallergosorbent test，RAST） 将纯化的变应原与固相载体结合，加入待检血清及参考对照，再与放射性核素标记的抗IgE抗体反应，然后测定固相的放射活性，通过标准曲线求出待检血清中特异性IgE的含量，或以标本放射活性高于正常人均数3.5倍即判为阳性。

2. 酶联免疫测定法试验 其原理及步骤基本同RAST，仅是最后加入酶标记的抗IgE，利用酶底物进行显色，测定结果的表示也与RAST相同。

3. 免疫印迹技术（immunoblotting technique，IBT） 将多种特异性变应原提取物包被在硝酸纤维素（NC）膜条固相载体上，与待检血清进行反应，当特异性IgE与包被变应原结合后，再将HRP标记的抗IgE抗体加入，形成NC-变应原-特异性IgE-抗IgE·HRP，经底物显色，即可与标准膜条结果进行比对，测定出变应原。免疫印迹法操作简单，能一次性测定多种变应原的特异性IgE，故临床已普遍采用IBT法。

下面以斑点酶免疫印迹法检测特异性IgE（sIgE）为例进行介绍。

【实验原理】

斑点酶免疫印迹法：用硝酸纤维素膜作为固相支持物，检测区的不同区域包被有特异性的过敏原，质控区包被有兔抗鼠Ig抗体。检测时将稀释的患者血清加入反应槽内，血清中的sIgE与NC膜上的相应过敏原结合。通过洗涤去掉未结合的游离物质，再加入酶标记的抗人IgE抗体，此抗体会与检测区NC膜上的sIgE结合，同时会与质控区上的兔抗鼠Ig抗体结合。如标本中无sIgE，酶标记抗体不能结合在检测区相应过敏原区带上。通过洗涤去掉未结合的标记物，然后加入底物显色。通过显色区带确定血清中含有哪种sIgE，进而判断待检者对哪种过敏原过敏。

【实验材料】

1. 检测条（包被有特异性过敏原的NC膜）。
2. 碱性磷酸酶标记的抗人IgE和碱性磷酸酶底物。
3. 标本稀释液，洗液。
4. 待检标本。

【操作步骤】

1. 用不锈钢镊子将制备好的检测条依次放于反应槽中（保持标记面朝上），加入稀释好的洗液（每槽800μl），放在摇床上摇10min，注意检测条要充分浸透。

2. 倒掉洗液（多余水分用吸水纸吸干），每槽依次加入稀释好的测试者血清（10倍稀释）500μl，要保证检测条被全部浸透，放于摇床室温反应1.5h。

3. 倒掉小槽中的血清，依次加入800μl的洗液，震荡10min，重复3次（每次应将洗液尽量倒干）。

4. 每槽加入500μl碱性磷酸酶标记的抗人IgE，放于摇床上室温反应30min。

5. 将碱性磷酸酶标记的抗人IgE倒掉，用800μl的洗液洗3次，每次10min。每次应尽量倒干。

6. 加入碱性磷酸酶底物，每槽500μl，放于摇床，避光反应约10 min。

7. 去掉底物溶液，每次用1ml的纯水洗3次，每次5 min。

8. 将检测条放在干燥纸上，等到检测条完全干燥后再判定检测结果。

【结果判断】

通过显色区带确定血清中含有哪种 sIgE，进而判断待检者对哪种过敏原过敏。

【临床意义】

特异性 IgE 测定是体外检测变应原的重要手段，主要用于 I 型超敏反应的诊断。其试验的灵敏度及特异性都很高，特别是对花粉、螨类、宠物皮屑、牛奶、鸡蛋、坚果等变应原的特异性 IgE 测定，灵敏度和特异性都在 90% 以上，有的甚至接近 100%。根据特异性 IgE 含量可确定患者变应原种类，评价患者过敏状态、脱敏治疗的疗效，对哮喘的诊断和鉴别诊断有重要帮助。

（张佳伦）

实验二十二　红细胞表面不完全抗体的检测

完全抗体是具有完整的 Ig 分子结构，Ig 经酶水解后可形成片段 Fab，而这种片段可表现为不完全抗体的作用。不完全抗体就是半抗体，不完全抗体是相对于完全抗体来说的。此抗体能与相应的抗原结合，但在一定条件下不能出现可见的抗原抗体反应现象。但在抗球蛋白抗体参与下，通过抗抗体的桥接作用，形成抗原 + 不完全抗体 + 抗抗体 + 不完全抗体 + 抗原，那么就会出现抗原抗体可见反应。

1945 年，英国免疫学家 Coombs 等发明了能检测红细胞表面不完全抗体的一种新试验，故称之为 Coombs 试验，亦即抗球蛋白试验。Coombs 试验利用抗球蛋白抗体作为第二抗体，连接与红细胞表面抗原结合的特异抗体，使红细胞凝集。这是诊断免疫溶血性贫血的主要方法。Coombs 试验分为直接试验（直接反应）和间接试验（间接反应）：直接试验的目的是检查红细胞表面的不完全抗体，间接试验的目的是检查血清中存在游离的不完全抗体。

一、直接抗人球蛋白试验

【实验原理】

如图 22-1 所示，直接抗人球蛋白试验是检测红细胞在体内是否被不完全抗体致敏的试验。若红细胞在体内已被不完全抗体所致敏，加入的抗人球蛋白则可与红细胞表面不完全抗体结合使红细胞相互连接起来出现凝集现象。抗人球蛋白是用人球蛋白免疫动物使其产生抗体即抗人球蛋白，直接抗人球蛋白试验是诊断自身免疫性溶血性贫血 (autoimmune hemolytic anemia，AIHA) 的重要依据。

【试剂与器材】

1. 抗人球蛋白试剂（市售）。
2. 待测患者红细胞（临床筛选）。
3. 生理盐水、吸管、小试管、离心机等。

【操作步骤】

1. 待测者将红细胞加入干净的小试管中，用生理盐水洗涤 3 次，以 2000r/min，每次

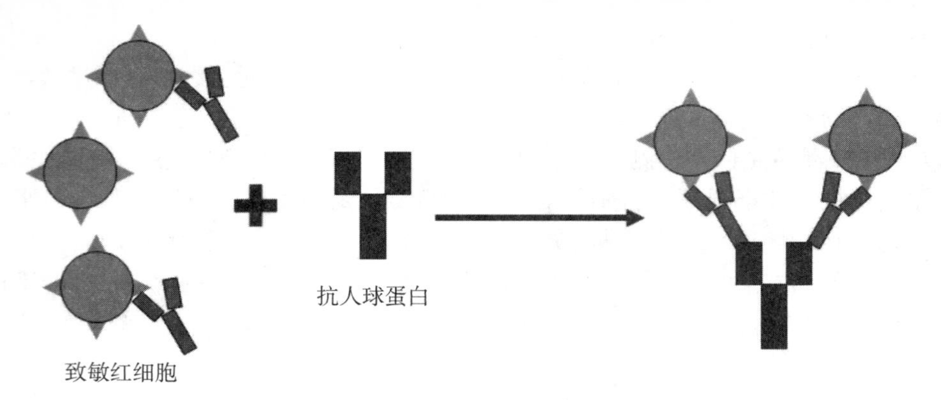

图 22-1　直接抗人球蛋白试验原理

离心 10min，每次洗涤后，将上清液全部倒出。用生理盐水配成 5% 红细胞悬液。

2. 取洁净小试管 2 支，1 管加 5% 红细胞悬液，另一管加等量生理盐水作对照。

3. 在生理盐水和 5% 红细胞悬液中分别加入诊断试剂 1 滴，使其混匀，室温稍待片刻。1000r/min 离心 1 min 或 3000r/min 离心 15s。

【结果判断】

取出试管先以肉眼观察有无溶血，再摇动试管，松动所有的细胞，然后反复倾斜试管，直到呈现均匀的细胞悬液（阴性）或者凝集物（阳性）为止。

如有凝集，则为阳性，表示红细胞上有相应抗体存在。如无凝集，应在室温延长 15～30min 的反应时间，再离心观察。

红细胞不凝集为阴性反应，表示红细胞没有相应抗体存在。

生理盐水对照不应发生凝集，为均匀浑浊的乳状液。

某些文献报道指出使用 IgG 测定抗体偶尔会失败，可依靠含有抗 C3 成分的多价抗球蛋白试剂测定。没有被 IgG 测得的抗体在某些病例中可能有临床意义。抗 IgG 可用在抗体筛选和相容性试验中，但必须认识到它的局限性。

【注意事项】

1. 红细胞洗涤不充分，微量残留的未结合的球蛋白将要中和抗体球蛋白试剂。

2. 直接抗球蛋白试验的试管在初读结果之后，再放在室温中 5～10min。这样孵育之后，若细胞被 C3d 或 IgA 所致敏时，重新离心观察结果可使阴性试验转变为阳性结果。而 IgG 致敏的红细胞在孵育以后可能反应更弱。

二、间接抗人球蛋白试验（微柱卡式法）

【实验原理】

利用抗人球蛋白血清可与体内已被不完全抗体或补体致敏的红细胞产生凝集反应，可检查红细胞是否已被不完全抗体所致敏，如新生儿溶血病（胎儿红细胞被母亲血型抗体致敏）、溶血性输血反应（输入的不相合红细胞被受血者不完全抗体致敏）、自身免疫性溶血性贫血（患者红细胞被自身抗体致敏）及药物诱导产生的自身抗体（由甲基多巴类药物、青霉素等所致）。

【试剂及材料】

1. 试剂　抗人球蛋白检测卡（西班牙 Diagnostic Grifols，S. A. 公司生产）、IgG 抗 D、正常人 AB 血清

2. 设备　戴安娜专用离心机（型号：DG SPIN）、戴安娜专用孵育器（型号：DG THERM）、微量移液器、离心机、试管等

【标本要求】

1. 抽取受血者抗凝静脉血（抗凝药为 EDTA. K2）2～3ml，在 3000r/min 条件下离心 5 min 备用。

2. 标本保存　血液样本必须密封，2～8℃保存 7d。

【操作步骤】

1. 标本及其他试剂处理

(1) 实验前将未开的抗人球蛋白检测卡放置于戴安娜专用离心机离心 9 min 左右，取出待用。

(2) 离心标本取血清备用（或准备已知抗体的血清）。

(3) 配制 1% 已知抗原红细胞悬液（或 1% 受检红细胞悬液）。

(4) 1% D 阳性红细胞。任选 3 个 O 型 D 阳性红细胞混合，配成 1% 红细胞悬液。

2. 在抗人球蛋白检测卡上标明患者姓名、病房床号、阴性和阳性对照，撕掉卡上的封条。

3. 将各种反应物加入相应反应孔中（表 22-1）。

表 22-1　间接抗人球蛋白试验操作步骤

反应物	待测孔	阳性对照孔	阴性对照孔
血清（已知或受检）	25μl	—	—
1% 红细胞悬液（受检或已知）	50μl	—	—
IgG 抗 D 血清	—	25μl	—
1% D 阳性 O 型红细胞悬液	—	50μl	50μl
AB 型血清	—	—	25μl

4. 将卡放入 37℃孵育箱 15min，移出放入离心机 9min，取出观察结果。

【结果判定】

阳性对照孔凝集，阴性对照孔不凝集，待测孔凝集者为阳性，表示受检血清中有不完全抗体（或受检红细胞上有相应抗原），待测孔不凝集为阴性。如阳性或阴性对照出现不规则结果应分析原因。

【注意事项】

如受检血清中检出有不完全抗体，可将受检血清以盐水做倍量稀释后，按上述方法进行测定。

【临床意义】

直接试验是检查被检红细胞上有无不完全抗体（图 22-2），间接试验是检查血清中游离的不完全抗体。直接 Coombs 试验较间接试验对 AIHA 更有诊断价值。用特异性单价抗血清可将 AIHA 分为 3 型：IgG/C3 阳性，占 67%；单独 IgG 阳性，占 20%；单独 C3 阳性，占 13%。

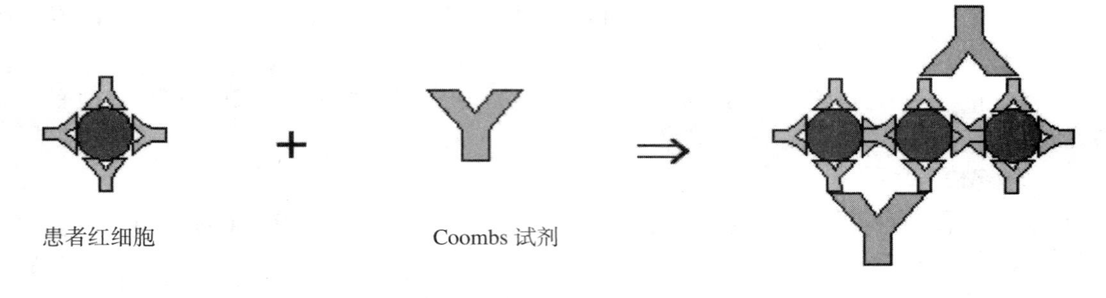

图 22-2 直接检查红细胞上不完全抗体

（张佳伦）

实验二十三 循环免疫复合物的检测

Ⅲ型超敏反应的发生主要是由循环免疫复合物（circulating immune complex，CIC）引起，通过检测 CIC 可以证实某些疾病是否与Ⅲ型超敏反应有关，也可帮助分析判断疾病的进程及转归。

（一）抗原特异性免疫复合物的检测

抗原特异性免疫复合物的检测是通过检测免疫复合物中抗原特异性来检测 CIC。优点是特异性高，通过检测可以了解引起免疫复合物病的抗原。但在大多数情况下，免疫复合物中的抗原性质不太清楚或非常复杂，所以抗原特异性方法并不常用。

（二）抗原非特异性免疫复合物的检测

抗原非特异性免疫复合物的检测仅是检测血清中循环免疫复合物，方法很多。

（三）临床意义

判定免疫复合物为发病机制的证据有三：①病变局部有免疫复合物（immune complex，IC）沉积；② CIC 水平显著升高；③明确 IC 中的抗原性质。第 3 条证据有时很难查到，但至少要具备前 2 条，单独 CIC 的测定不足为凭。人体在健康状态下也存在少量的 CIC（10 ~ 20μg/ml），其生理与病理的界限不易区分。另外，CIC 检测的方法太多，其原理各不相同，用一种方法测定为阳性，另一种方法检测可能为阴性；但与免疫组织化学法一起检测，其意义就大得多。

目前已经明确系统性红斑狼疮、类风湿关节炎、部分肾小球肾炎和血管炎等疾病为免疫复合物病，CIC 检测对这些疾病仍是一种辅助诊断指标，对判断疾病活动和治疗效果也有一定意义。在发现紫癜、关节痛、蛋白尿、血管炎和浆膜炎等情况时，可考虑免疫复合物病的可能性，进行 CIC 和组织沉积 IC 的检测。另外，患有恶性肿瘤时 CIC 检出率也增高，但不出现Ⅲ型变态反应的损伤症状，称之为临床隐匿的 IC 病，然而这种状态常与肿瘤的病情和预后相关。下面以 PEG 法检测循环免疫复合物为例进行介绍。

PEG 法检测循环免疫复合物

【实验目的】

掌握 PEG 法测定循环免疫复合物 (CIC) 的实验步骤、影响因素、结果判断标准和计算方法，了解循环免疫复合物测定的临床意义。

【实验原理】

低浓度（2%～5%) 的聚乙二醇（PEG）能选择性沉淀免疫复合物。在受检血清中加入 PEG，使最终浓度为 3.5%，可将血清中免疫复合物沉淀下来，需用分光光度计测定沉淀量，用吸光度（A）值表示其相对量。本法简便易行，国内已广泛应用。

【试剂与材料】

1. 0.1mol/L 硼酸缓冲液　称取硼砂 0.4g，硼酸 0.51g，溶于 100ml 蒸馏水中，调 pH 至 8.6。

2. 4.166% PEG 溶液　用硼酸缓冲液配制，PEG 的分子量为 6000。

3. 材料　受检血清、试管、721 分光光度计。

【实验方法】

1. 吸待检血清 0.2ml，用硼酸缓冲液 0.4ml 稀释（血清稀释 3 倍）。

2. 分对照管和测定管

(1) 对照管：硼酸缓冲液 2ml＋稀释血清 0.22ml。

(2) 测定管：4.166% PEG 2ml+ 稀释血清 0.22ml（此时 PEG 最终浓度为 3.75%）。

混匀后 2 管均放在 4℃冰箱 1h 后取出，室温放置 10～15min。

用 0.5cm×1cm 比色杯在分光光度计上测 2 管 A_{495nm} 值，以硼酸缓冲液调零。

【结果判断】

待测血清浊度值＝（测定管 A－对照管 A）×100。

【思考题】

1. 在本试验中要求的 PEG 终浓度为何是 3.75%。

2. 受检血清为何一定要保持新鲜，放冰箱保存不得超过 1 周？（提示：因为即使没有污染，也因血清中聚合 IgG 的形成而出现假阳性）。

（张佳伦）

第八章　自身免疫性疾病的免疫学检测

实验二十四　抗核抗体的测定

自身免疫性疾病的免疫学指标变化是多方面的，包括 T、B 细胞及抗体成分等质与量的改变，如系统性红斑狼疮（systemic lupus erythematosus，SLE）等患者血清中常出现一些自身抗体。虽然还不能证实这些抗体都具有直接致病作用，但自身抗体的检测在某些自身免疫性疾病的临床诊断及病情和疗效判断上仍占有重要地位。

【实验目的】

掌握抗核抗体检测的方法、原理及临床意义。

【实验原理】

由于患者血清中存在的抗核抗体能与不同种系的细胞核结合，此种结合抗体再和标记有荧光素的抗人球蛋白结合，最后通过荧光显微镜观察抗核抗体的存在（图 24-1）。

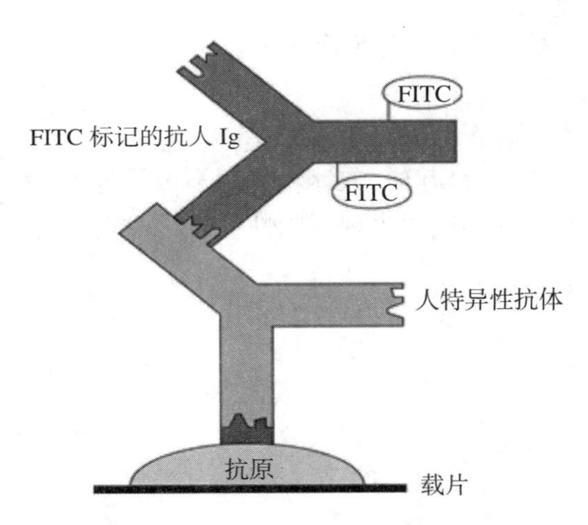

图 24-1　抗核抗体检测反应原理

【实验材料】

1. 大白鼠。
2. 兔抗人免疫球蛋白荧光抗体。
3. 正常人血清、SLE 阳性血清、待检血清。
4. 0.01mol/L pH 8.0 磷酸盐缓冲液（PBS）。

5. 电热恒温培养箱、荧光显微镜、载玻片、有盖染色盒。

【实验方法】

1. 核基质的制备

(1) 将大白鼠断颈放血，待血放净后开腹取出完整的肝。

(2) 将肝组织剪成 8mm×5mm 的组织块，用吸水纸吸干渗出的浆液，压印于洁净的玻片上，使留下一薄层肝组织细胞。

(3) 晾干后置于纸盒中，于 4℃冰箱冷藏保存 1 周后使用，以减少非特异性荧光反应。

2. 制片

(1) 取出肝印片，编号，置染色盒内（盒底加水以保持湿度）。依次滴加正常人血清、SLE 阳性血清、待检血清，加上盒盖。

(2) 置 37℃电热恒温培养箱内温育 30min。

(3) 用 0.01mol/L pH 8.0 PBS 冲洗玻片上的血清 2～3 次。

(4) 冷风吹干。

(5) 滴加荧光抗体，加上盒盖置 37℃培养箱内温育 30min。

(6) 用 PBS 冲洗玻片上的荧光抗体 2～3 次。

(7) 冷风吹干。

【实验结果】

1. 启开荧光光源装置，待光源充分放亮后观察。

2. 先置低倍镜观察，阳性者为大小一致、边界清楚的绿色荧光（图 24-2）。对可疑者再以高倍镜进一步观察。

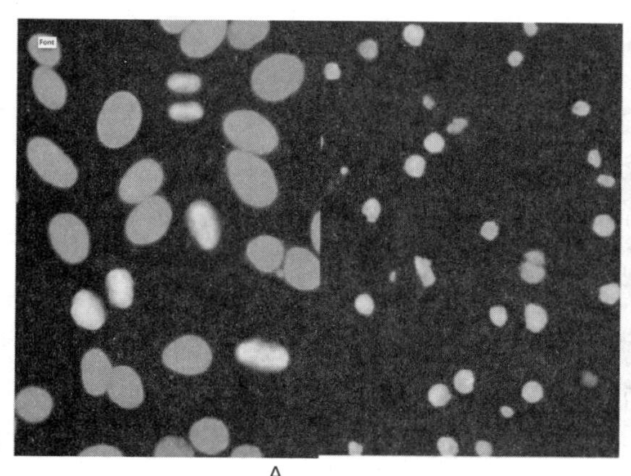

A

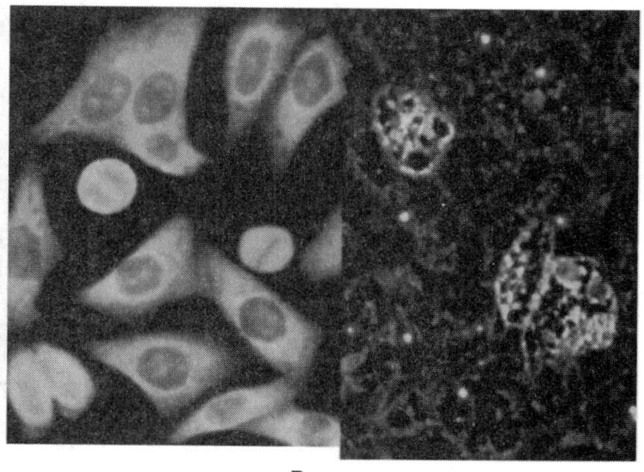

B

图 24-2　免疫荧光法检测抗核抗体

A. 均质型；B. 胞质型

【注意事项】

1. 要防止滴加的血清或荧光抗体在培养箱内蒸发，否则将影响结果。

2. 观察时应注意与非特异荧光鉴别，后者往往大小、形态不一，边界不整。

检测抗核抗体对 SLE 等自身免疫性疾病有重要的诊断价值。自身免疫性疾病中抗核抗体阳性率高的有 SLE、硬皮病、类风湿关节炎、干燥综合征等，其中以 SLE 阳性率最高，可达90%～100%。抗核抗体滴度可以作为反映病情的参考指标。

【思考题】

加血清和荧光抗体反应后，为什么要冲洗干净，如冲洗不干净会出现什么结果？

（康秀华）

实验二十五　抗双链DNA抗体检测（间接免疫荧光法）

【检测原理】

本试剂盒采用间接免疫荧光法（indirect immunofluorescence，IIF）检测抗双链DNA（double-stranded DNA，dsDNA）抗体，抗原为培养好的短膜虫，在与患者待测血清反应后，加入异硫氰酸荧光素（fluorescein isothiocyanate，FITC）标记的兔抗人IgG抗体，最终在荧光显微镜下观察结果，定性检测人血清或血浆中的抗dsDNA抗体。

其中，dsDNA抗原片主要组分为绿蝇短膜虫，荧光二抗主要组分为FITC标记的兔抗人IgG。

【样本要求】

1. 人血清或血浆，要求清亮、无沉淀、无黄疸。

2. 抗dsDNA抗体检测试剂盒（间接免疫荧光法）。

【检验方法】

1. 准备　取出dsDNA抗原片，待其恢复至室温后剪开包装。将洗涤用的PBS粉剂用蒸馏水溶解至1L，加入2ml吐温，混匀后做洗涤和标本稀释用。

2. 稀释　待测血清用洗涤液做1∶10稀释。

3. 加样　在抗原片的反应孔内分别加入稀释好的血清和阴性、阳性对照，每孔25μl。注意：加样时避免产生气泡。

4. 孵育　将抗原片盖在倒扣板对应的凹槽里，室温孵育30min。注意：确保每个标本均能够与抗原基质相接触，而标本之间不相互接触。

5. 洗涤　取出抗原片，用洗涤液轻轻从一侧将反应液冲洗掉，浸泡至洗片缸内，静置5min后，再用蒸馏水冲洗1次。

6. 加样　在抗原片的反应孔内加入荧光二抗，每孔25μl。注意：加样时避免产生气泡。

7. 孵育　用纸擦去抗原片周边和反面的多余液体后，将抗原片盖在倒扣板对应的凹槽里，室温孵育30min。注意：确保每个标本均能够与抗原基质相接触，而标本之间不相互接触。

8. 洗涤　重复步骤5。

9. 封片　在盖玻片上滴加封片剂。用纸擦干抗原片周边和反面的多余液体后，将载片的抗原基质朝下置于准备好的盖玻片上，完成封片。

10. 结果观察　荧光显微镜下观察结果。

【参考值】

dsDNA 阴性时短膜虫虫体轮廓清晰，附有鞭毛，虫体内无荧光；阳性时核与动基体表现为均质或环状荧光，成对出现（图 25-1）。

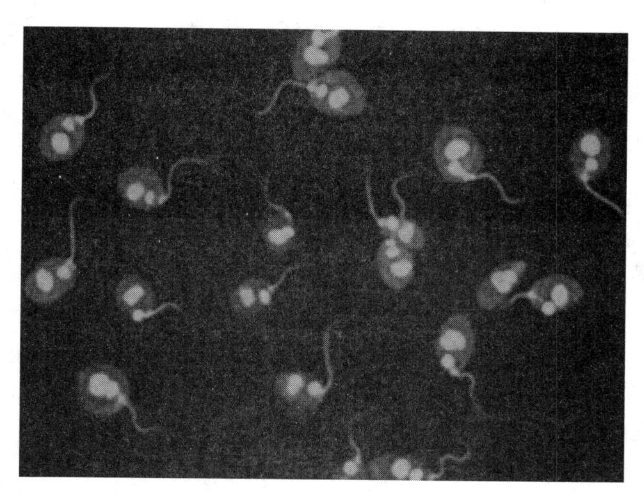

图 25-1　绿蝇短膜虫：抗 dsDNA

【检验结果的解释】

显微镜下可见均匀密布的短膜虫，阴性时虫体轮廓清晰，附有鞭毛，虫体内无荧光，有时鞭毛附着点会有弱的非特异点状荧光。

阳性时核与动基体表现为均质或环状荧光，成对出现。核较大，位于虫体一端；动基体较小靠近鞭毛端且居中（有时似突出虫体外），虫体轮廓常因荧光相衬而消失。

【注意事项】

1. 建议在 400 倍镜下观察结果。

2. 本实验仅做定性检测。

（康秀华）

第九章　免疫增殖性疾病的免疫学检验

免疫增殖性疾病是指由于免疫器官、免疫组织或免疫细胞异常增生引起机体免疫功能紊乱和障碍，进而导致的一组疾病。主要表现为免疫球蛋白异常和免疫功能异常，包括良性增生和恶性增生两类。良性免疫球蛋白增殖症即多克隆增殖性疾病，指各种免疫球蛋白产生细胞全面增殖。恶性免疫球蛋白增殖症即单克隆增殖性疾病，指一个细胞在某一分裂阶段发生突变，然后急剧分化、增殖，并大量表达某种单一的免疫球蛋白。

对免疫球蛋白异常增殖性疾病的检测，其目的是早期发现疾病、监控病情和判断预后。一般应采用 2 种以上的检测方法互相验证。对疑为多发性骨髓瘤、巨球蛋白血症、重链病、轻链病或其他单克隆丙种球蛋白血症时，一般先进行血清蛋白电泳分析、免疫球蛋白和轻链定量检测或尿本 - 周蛋白定性作为初筛实验。如发现异常球蛋白区带，需进行免疫固定电泳、免疫球蛋白亚型定量等检测作为确证实验。本章简要介绍血清免疫固定电泳实验和血清 IgG 定量检测的可报告范围评价实验。

实验二十六　血清免疫固定电泳试验

免疫固定电泳是将琼脂糖凝胶蛋白电泳和免疫沉淀反应相结合的一种免疫分析技术，实质上是常规免疫电泳的一种衍生方法，具有分辨率高、敏感度高、操作周期短、结果易于分析的优点。检测标本可以是血清、尿液、脑脊液或其他体液。

【实验目的】

1. 熟悉血清免疫固定电泳的实验过程及注意事项。
2. 掌握血清免疫固定电泳检测免疫球蛋白的基本原理。

【实验材料】

1. 电泳仪　Spife 3000 全自动电泳仪（图 26-1）。
2. 酸性紫染色液　1L10%冰醋酸溶解酸性紫。
3. 脱色液　1L 蒸馏水溶解枸橼酸脱色液。
4. 洗涤液　8L 蒸馏水溶解 Tris 缓冲液。

【实验原理】

在琼脂糖凝胶介质上根据蛋白质的分子量和所带电荷的差异，对患者血清进行电泳分离。然后进行抗原抗体结合反应，即将固定剂和各型免疫球蛋白及其轻链抗血清分别加至凝胶表面的相应泳道，经孵育使固定剂和抗血清在凝胶内渗透并扩散，若有对应抗原存

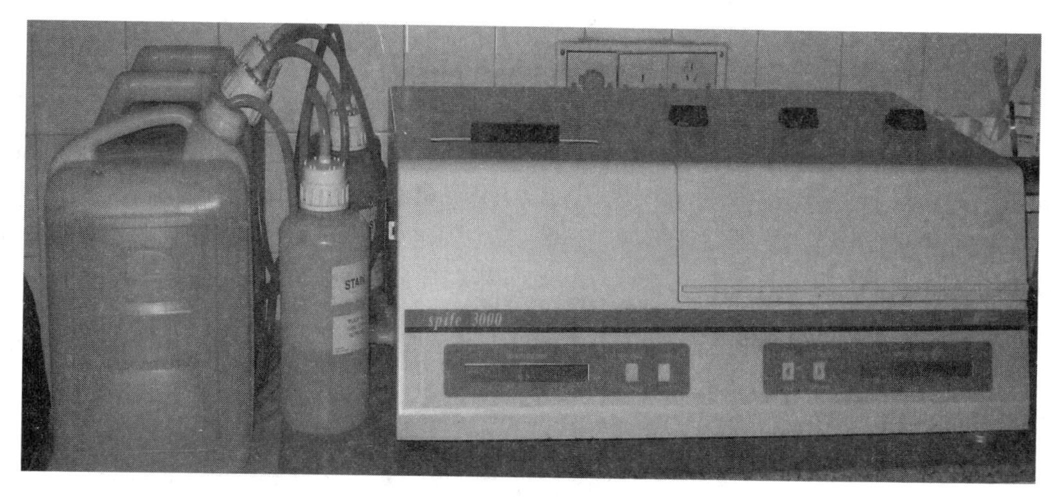

图 26-1　Spife 3000 全自动电泳仪

在，则在适当位置可形成抗原抗体复合物并沉淀下来。最后进行蛋白质染色，即先将凝胶置于洗脱液中漂洗，去除未结合的蛋白质，已被沉淀的蛋白质滞留在凝胶内。将蛋白质染色，并将这些免疫沉淀区带的位置与蛋白质经电泳后观察到的异常蛋白区带进行比较。经染色后蛋白质电泳参考道和抗原抗体复合物区带被酸性紫染色液着色，根据电泳移动距离分离出单克隆组分。

【实验步骤】

1. 样本处理　用生理盐水将血清标本适当稀释后备用，同一份血清第 1 泳道样本稀释 3 倍，第 2～6 泳道稀释 5 倍。

2. 区带电泳（图 26-2）

(1) 上样：将稀释好的血清样本加入免疫固定专用的样本盘中（17μl），置于仪器固定位置上。

(2) 胶片准备：将 Repprep 介质加入电泳槽中，取凝胶，用薄滤纸快速轻轻吸去凝胶

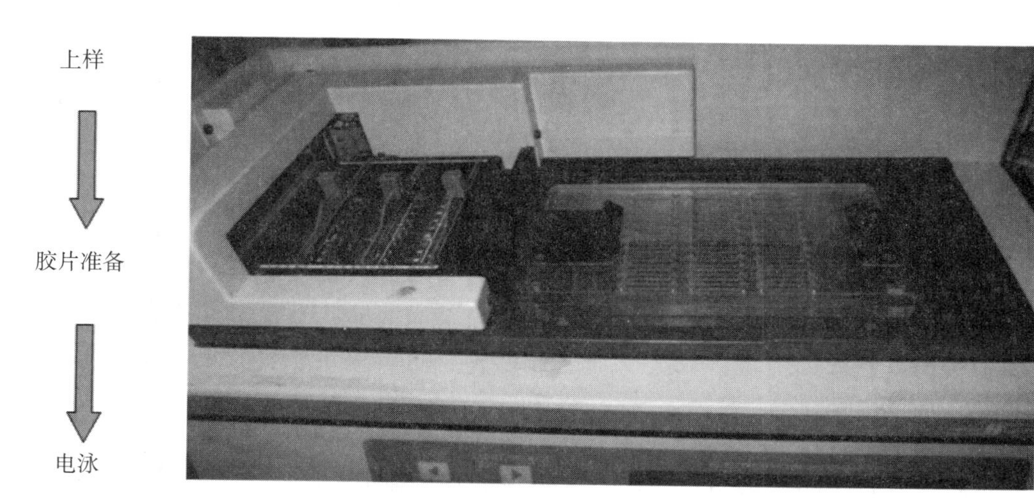

图 26-2　区带电泳

背面多余液体，慢慢平放于电泳槽中，注意胶片下面勿出现气泡。用滤纸吸去多余的电泳介质，放上碳棒，准备点样。

(3) 电泳：关上电泳舱盖，按下键盘上的 START 键，根据仪器提示，再按下 START 键，仪器自动点样，吸收，电泳（21℃，650V，7min）开始。待电泳仪自动发出报警，提示电泳结束，打开电泳舱盖，移除碳棒，除去盐桥。进行免疫固定操作。

3. 抗原抗体结合反应　将加样板置于电泳槽中固定位置上，在相应的孔中加入抗血清（50μl）。同一标本的第 1 泳道作为参考泳道加入蛋白质固定液，第 2 泳道加入抗 IgG 单抗，第 3 泳道加入抗 IgA 单抗，第 4 泳道加入抗 IgM 单抗，第 5 泳道加入抗 κ 轻链单抗，第 6 泳道加入抗 λ 轻链单抗（图 26-3）。按下仪器的 TEST SELECT/CONTINUE 键，开始孵育，仪器自动计时 10min。

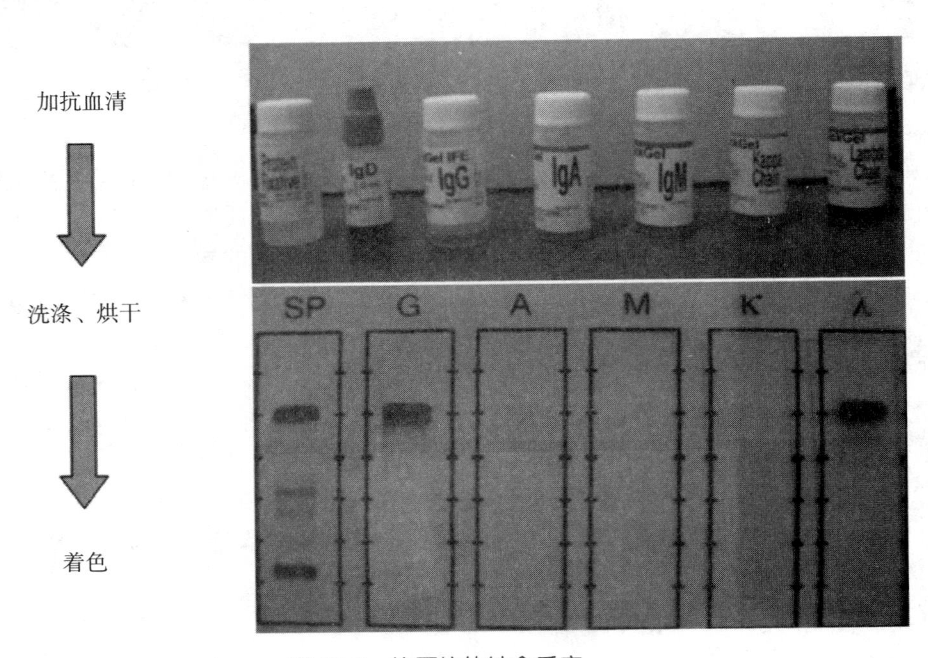

图 26-3　抗原抗体结合反应

4. 蛋白质染色

(1) 洗涤、烘干：将试剂盒中配套的加样梳插入加有抗血清的孔中，以吸去多余的抗血清，按下 TEST SELECT/CONTINUE 键，仪器自动计时 2min。移走加样梳，弃去抗血清加样板，同时取 1 片薄滤纸和 1 片厚滤纸光面向下盖于凝胶表面，左手固定，右手抚平，以吸去多余的抗血清。按下 TEST SELECT/CONTINUE 键，计时 5min。移除滤纸，按下 TEST SELECT/CONTINUE 键，开始烘干。

(2) 着色：将烘干后的凝胶置于洗涤液中洗涤 10min 后，置于染色液中染色，4min 后移至脱色液中脱色 1min，经 2 次脱色后 63℃、8min 烘干，再脱色 1min，最后 63℃、5min 烘干后取出凝胶。

【结果判断】

对染色烘干后的胶片进行判读。将第 1 泳道作为血清蛋白分子量参考道，观察第 2 ~ 6 泳道有无对应的特异性单克隆免疫球蛋白条带。如图 26-4 所示，其中 sp 泳道为血清蛋

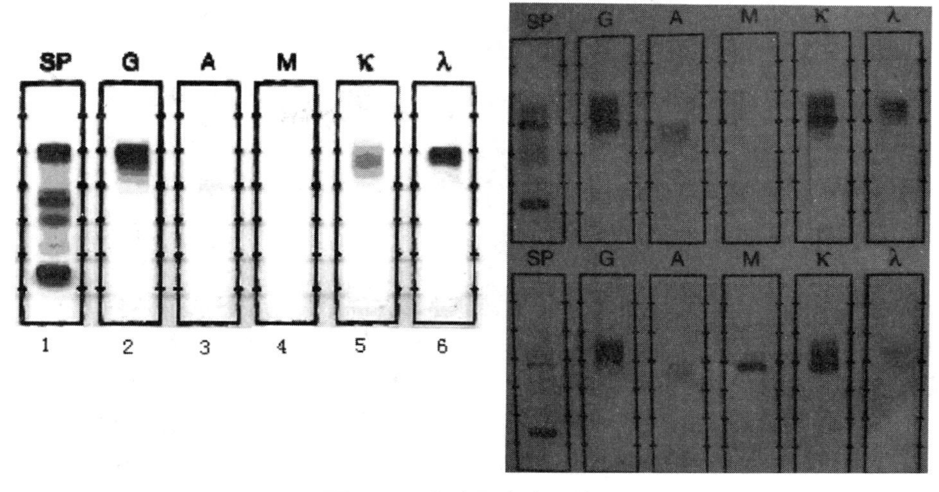

图 26-4　免疫固定电泳结果

白参考道，由下至上分别为白蛋白、α_1球蛋白、α_2球蛋白、β 球蛋白、γ 球蛋白。第 2、3、4、5、6 泳道分别为 IgG、IgA、IgM、κ 、λ 抗血清泳道。

【注意事项】

1. 标本需取新鲜血清进行分析，避免使用血浆标本。根据临床实验室对各种试验所使用的操作程序进行血清样本的采集，样本置于冰箱内（2～8℃）可保存 1 周，若冰冻可延长保存时间至少 1 个月。冰冻的血清样本加入 11.1mmol/L（20mg/dl）叠氮钠可以增加其存放稳定性。

2. 为避免抗原过剩引起的带现象，血清于加样前应先做适当稀释并混匀。当总免疫球蛋白的水平>20g/L，稀释剂量加倍；当总免疫球蛋白水平<5g/L，稀释剂量减半（除了 SP 泳道）。

3. 冷藏或冰冻后，某些样本（尤其是含有冷球蛋白或冷凝胶）可能变得黏稠或浑浊。这种样本可能由于扩散障碍而存在点样问题。在这种情况下，加 25μl 液化剂于 75ml 血清中，混匀 15s。然后按规定程序继续进行。

4. 某些单克隆蛋白质可能因多聚体而导致所有的免疫固定泳道上均出现单克隆片段。在这种情况下：①准备 1% β-巯基乙醇（这种还原剂可在室温于未封闭微管内保存 1 周）；②加 25μl 还原剂于 75μl 血清中；③混匀并令其反应至少 15min（至多 3h）后按规定程序继续进行。

5. 在电泳之前，确保凝胶与电泳槽的贴合面充满电泳介质，且两者之间无气泡。加入抗血清后，需确保血清与凝胶之间无气泡。

6. 为达到最佳检测效果，同一试剂盒内的所有组分必须一并使用。

7. 用薄滤纸吸去凝胶表面多余液体时，接触时间不能太长，应快速移去，以免凝胶脱水。

8. 染色之前，需保证胶片充分洗涤，以除去游离的血清和抗血清成分，降低染色后凝胶的背景色。

（张思英）

实验二十七　血清 IgG 定量检测的可报告范围评价试验

可报告范围指可以报告的所有的结果范围，包含两种类型的范围，即分析测量范围和临床可报告范围。分析测量范围指没有进行任何预处理（稀释、浓缩等）的标本，分析方法能够直接测定出的待测物范围，也就是系统最终的输出值（活性或浓度）与被分析物的活性或浓度成线性比例的范围，所反映的是整个系统的输出特性。临床可报告范围是指对临床诊断、治疗有意义的待测物浓度范围。此范围如果超出了分析测量范围，可通过稀释、浓缩等预处理使待测物浓度处于分析测量范围内，最后结果乘以稀释倍数。血清 IgG 含量可报告范围是检验方法的重要分析性能。

【实验目的】

1. 掌握血清 IgG 定量检测的可报告范围评价的原理和方法学。
2. 了解血清 IgG 测定方法学的性能。

【实验材料】

1. 选用与检测仪器配套的试剂、校准品及其他辅助试剂。
2. 参考选用检测系统中血清 IgG 的检测范围选择低浓度标本和高浓度标本。

【实验原理】

抗原抗体反应有其特殊性，因此免疫学检测项目应使用多点定标绘制标准曲线，在绘制的标准曲线上查询结果。结合计算机技术，仪器能够对反应呈相应不同表现的结果做适当处理，直接以最终计量单位方式报告检验结果，在此情况下，评价患者结果可报告范围时，可不必再去评价相应结果的真实曲线状态，只需将样品做不同程度的稀释或配制后，将预期值和实际检测值做比较，绘制在坐标纸上应呈一条通过原点、斜率为 1 的直线。直线所达的限值即为患者结果可报告范围。下面以免疫比浊法测定血清 IgG 含量为例介绍该方法的分析测量范围。

【实验步骤】

1. 据标本操作规程做好项目校准、常规质控，保证检测系统的良好状态。
2. 标本的配制。将血清 IgG 的高（H）和低（L）样品按：5L、4L+1H、3L+2H、2L+3H、1L+4H、5H 关系各自配制混合，形成系列评价的实验样品，并计算各样品的预期值。
3. 将系列评价的实验样品上机检测，每个标本重复检测 2～4 次，结果记录于表 27-1。

【结果判断】

1. 观察结果有无明显的数据差异，若有明显差异时，应判定是否为离群点。
2. 在坐标纸上，以 x 轴表示各样品的预期值，以 y 轴表示各样品的实测值，将实验结果点绘在图上。
3. 如果所有实验点在坐标纸上呈明显直线趋势，用直线回归对数据进行统计，得到直线回归方程 $y=bx+a$。
4. 若 b 在 0.97～1.03 范围，a 接近于 0，则可直接判断测定方法可报告范围在实验已

表 27-1　血清 IgG 分析测量范围评价结果记录

样本	实测值					理论值
	x_1	x_2	x_3	x_4	$\bar{x}$	(y)
5L						
4L+1H						
3L+2H						
2L+3H						
1L+4H						
5H						

涉及浓度。若 b 不在 0.97～1.03 范围，a 较大，试着舍去某组数据，另作回归统计。如果缩小分析范围后，回归式有明显改善，若 b 接近于 1，a 趋于 0，此时，缩小的分析范围可作为可报告范围。

【注意事项】

1. 进行可报告范围实验评价的样品必须与真实标本尽可能相似，也要与真实标本具有相同的基质状态。

2. 评价样品要有 5 个或 5 个以上系列浓度的实验样品，浓度范围遍及整个预期可报告范围。最高浓度的样品应达到可报告范围的上限。

3. 若收不到低值样品，可收集高值样品，经系列不同程度稀释，形成系列评价样品。

4. 1d 之内做完本实验，一般每个实验样品做 2～4 次重复检测。综合所有结果进行统计学处理。

5. 仔细阅读试剂说明书，某些检测项目不宜用稀释方法获取系列浓度的临床新鲜血清标本，可采用商品质控物、校准品等。

6. 临床可报告范围的评价要对分析标本进行最大稀释度的评价实验，以此作为临床可报告范围的上限；如果底限有临床意义时，可增加分析标本反应量进行检测下限评价实验，并以此作为临床可报告范围下限。

附：临床用于免疫增殖性疾病免疫学检测的设备、项目与临床意义

免疫增殖性疾病的检测方法比较多，一般采用两种以上的检测方法互相印证。对疑为多发性骨髓瘤、巨球蛋白血症、重链病、轻链病或其他单克隆丙种球蛋白血症的患者，一般先进行区带电泳分析、免疫球蛋白定量检测或尿本 - 周蛋白定性检测，作为初筛实验。如有阳性发现，需对患者进行免疫固定电泳、免疫球蛋白亚型定量以及血清、尿中轻链有关的检测，作为确证实验。

免疫球蛋白的定量检测主要采用免疫比浊分析法，此方法有专门的测定设备。当某一类型免疫球蛋白明显高出正常值时，应考虑血清中有 M 蛋白的存在，宜再行亚型分析及轻链检测。对轻链比率的分析往往能够对相关疾病做出准确判断。正常血清中 κ/λ 比率约为 2：1，若 κ/λ 比率>4：1 或<1：1 时，应考虑为 κ 型或 λ 型 M 蛋白血症。

自动免疫固定电泳系统可自动完成标本点样、电泳、染色等过程，系统具有较高稳定性。整个操作过程仅需 1.5～2 h。敏感性高，能够检测到含量在 50～150 mg/dl 范围内的单克隆蛋白，而且结果直观，易于分析和判断。常用的仪器有 Helena 和 Sebia 等自动

免疫固定电泳系统。正常情况下，不出现单克隆蛋白。出现一种单克隆蛋白见于以下几种情况：

(1) SP泳道γ球蛋白位置可见抗重链（IgG、IgA、IgM）和抗轻链（κ、λ）反应的蛋白带。

(2) 无抗重链反应带，只有一条抗轻链反应带，可能为轻链型或罕见的IgD、IgE型，需进一步确认。

(3) 只有一条抗重链反应带，无轻链反应带，为罕见的重链型。

（张思英）

第十章　免疫缺陷病的免疫学检验

免疫缺陷病（immunodeficiency disease，IDD）是指由遗传因素或其他原因造成的免疫系统发育或免疫应答障碍而导致的一种或多种免疫功能缺陷或不全所致的临床综合征。免疫缺陷病患者可出现免疫细胞的发育、分化、增生、调节和代谢功能障碍，临床表现为反复或持续感染，可伴发过敏性疾病和自身免疫病，并有发生恶性肿瘤的倾向。免疫缺陷病按病因分为原发性免疫缺陷病和获得性免疫缺陷病。免疫缺陷病的实验室检测项目较多，主要涉及体液免疫、细胞免疫和补体检测等方面。本章主要介绍获得性免疫缺陷综合征（acquired immunodeficiency syndrome，AIDS）的免疫学检验方法。

实验二十八　人类免疫缺陷病毒抗体初筛试验

血清中人类免疫缺陷病毒（HIV）抗体是判断 HIV 感染的间接指标，目前 HIV 抗体检测最常用于 HIV 感染的诊断、血液筛查、不同人群 HIV 感染率及其流行趋势检测等。HIV 感染的免疫学检验方法主要针对病毒抗原和抗病毒抗体的检测以及免疫细胞数量和功能的分析。

目前 HIV 抗体初筛试验主要包括酶联免疫吸附试验（ELISA）、化学发光试验、免疫荧光试验、明胶颗粒凝集试验、胶体金渗滤试验和免疫层析试验等，其中 ELISA 测定方法是 HIV 抗体检测最常用的初筛试验。本实验采用 ELISA 双抗原夹心法检测人血清中 HIV 抗体。

【实验目的】

1. 熟悉 ELISA 法检测人血清中 HIV 抗体的实验过程及注意事项。
2. 掌握 ELISA 法检测人血清中 HIV 抗体的基本原理与结果分析。

【实验材料】

1. 血清，即待测血清、阳性血清、阴性血清。
2. HIV 抗原包被酶标板。
3. 洗涤液　PBS-Tween 20。
4. 辣根过氧化物酶标记的 HIV 抗原。
5. 显色剂 A 液（含 TMB），显色剂 B 液（含过氧化氢）。
6. 终止液　2mol/L H_2SO_4 溶液。
7. 酶标仪、洗板机等。

【实验原理】

HIV 抗原包被于固相载体表面，加入待测血清样本和酶标记的 HIV 抗原，形成固相 HIV 抗原-HIV 抗体-酶标 HIV 抗原复合物，洗涤后加入酶底物及显色剂显色。显色程度用酶联免疫分析仪所测吸光度（A_{450nm}）值表示，据所得 A_{450nm} 值判断 HIV 抗体存在与否。

【实验步骤】

1. 编号　将样品对应板孔按顺序编号，每板设空白对照孔、阴性对照孔、阳性对照孔（均设 3 个复孔）。

2. 加样　依次在相应孔内加入待测标本、阴性对照、阳性对照，每孔 100μl。用封板膜封板后置 37℃温育 60min。

3. 洗涤　轻轻揭去封板膜，移至洗板机清洗，然后在干净滤纸上拍打。

4. 加酶　加入酶结合物，每孔 100μl（空白对照孔除外），充分混匀，用封板膜封板后置 37℃温育 30min。

5. 洗涤　轻轻揭去封板膜，洗板后在干净滤纸上拍打。

6. 显色　每孔加入 A 液、B 液各 50μl，轻轻振荡混匀，封板后置 37℃避光反应 10min。

7. 测定　每孔加入终止液 50μl，轻轻振荡混匀。设定酶标仪波长为 450nm，空白调零，读取各孔 A_{450nm} 值。

【结果判断】

每个试验结果独立使用，通过临界值判定结果。

计算临界值，临界值 = 阳性对照值 ×10%（若阳性对照 A_{450nm} 值>2.5，按 2.5 计算）。

正常情况下，阳性对照孔的 A_{450nm} 值≥0.8。血清样品 A_{450nm} 值≥临界值者为 HIV 抗体阳性（用“+”表示）。若有 1 个阳性对照孔的 A_{450nm} 值<0.8，应舍弃。若有 2 个或 2 个以上阳性对照孔的 A_{450nm} 值<0.8，应重复实验。

正常情况下，阴性对照孔的 A_{450nm} 值≤0.08。血清样品 A_{450nm} 值<临界值者为 HIV 抗体阴性（用“−”表示）。若有 1 个阴性对照孔的 A_{450nm} 值>0.08，应舍弃。若有 2 个或 2 个以上阴性对照孔的 A_{450nm} 值>0.08，应重复实验。

【注意事项】

1. 严格防止交叉感染。操作时必须戴手套、穿工作服，严格健全和执行消毒隔离制度。

2. 任何血清都应作为具有传染性的样品对待。

3. 试剂盒置 2～8℃保存，有效期 12 个月，请于有效期内使用。不同批号试剂请勿混用。严格按说明书操作，反应温度和时间必须严格控制。

4. 请将拆封后未用完的包被板放入塑料袋内封紧保存。实验用的血清及废弃物均应经灭菌后再处理（121℃，20min）。

5. HIV-1/HIV-2 抗体测定结果的判断必须以酶标仪读数为准。实验阳性者需进一步行确认实验。

6. 所有高敏感性的免疫实验系统，都潜在具有非特异性，因此不可接受的阳性结果可能是由于 ELISA 方法的生物学假阳性造成的。

7. 应尽量避开窗口期，在窗口期，HIV 感染者血清中 HIV 抗体检测的结果呈阴性。

（张思英）

实验二十九 人类免疫缺陷病毒确证试验

初筛试验检测阳性者，需到专门的艾滋病确证实验室做确证试验，以确定患者是否感染 HIV。HIV 抗体检测的确证试验有免疫印迹试验（Western Blot）、条带免疫试验、放射免疫沉淀试验（radioimmunoprecipitation assay，RIPA）及免疫荧光试验（immunofluorescence assay，IFA）等方法。其中 Western Blot 最常用，可作为 HIV 病原学诊断时首选的抗体确证试验。本节将重点介绍 Western Blot 法检测 HIV 抗体。

【实验目的】

1. 熟悉 Western Blot 法检测人血清中 HIV 抗体的实验过程及注意事项。
2. 掌握 Western Blot 法检测人血清中 HIV 抗体的基本原理与结果分析。

【实验材料】

1. HIV1/2 抗原硝酸纤维素膜条。
2. 印迹缓冲液、漂洗缓冲液、底物 BCIP/NBT 溶液。
3. 酶结合物。
4. HIV1/2 阴性对照血清、HIV1 弱阳性对照血清、HIV1 强阳性对照血清。
5. 反应槽、摇床、移液管、吸引器等。

【实验原理】

硝酸纤维素膜条上转印有 HIV 全病毒抗原和 HIV-2 gp36 重组蛋白抗原。将培养 HIV 裂解后，经 SDS- 聚丙烯酰胺凝胶电泳使各抗原组分得到分离，再转印至硝酸纤维素膜上。将血清标本加至硝酸纤维素膜上，温育后，标本中 HIV-1/HIV-2 特异性抗体即可与膜上相应抗原结合，洗涤后，再加入酶标抗人 IgG 抗体，温育洗涤后，再加入底物显色。

【实验步骤】

1. 取出反应槽，加入漂洗缓冲液，每槽 2ml。
2. 用镊子轻轻夹住抗原条编号的一端（有编号的一面朝上）放入反应槽中，使溶液没过抗原条，每槽放置 1 条。
3. 将反应槽置于摇床上，摇动 5 ~ 10min，然后吸去漂洗缓冲液。
4. 加入印迹缓冲液，每槽 2ml。
5. 用微量移液器向每一槽中分别加入 20μl 待测血清或血浆，并用试剂盒中的对照血清作为平行对照。每槽加入一个样品，其他槽中分别加入 HIV-1 强阳性、HIV 弱阳性和 HIV-1 和 HIV-2 阴性对照血清。
6. 将反应槽置于摇床上摇动 60min，注意控制摇动速度，避免溶液溅入相邻槽中，造成实验误差。
7. 吸除印迹缓冲液（应移至预先加入 1% 次氯酸钠溶液的贮水瓶中）。
8. 每槽加入 2ml 漂洗缓冲液，摇动 5min 后，吸除漂洗缓冲液，共漂洗 3 次，每次 5min。
9. 每槽加入 2ml 结合物稀释液，摇动 45min。
10. 吸除结合物稀释液，每槽加入 2ml 漂洗液，共漂洗 3 次，每次 5min，吸尽余液。

11. 每槽中加入 2ml 底物，摇动 15min。

12. 吸除底物液体，每槽加入 2ml 蒸馏水，摇动 5min 后，终止反应。

13. 将抗原条置于两张滤纸之间吸干水分后，观察结果。

【结果判断】

1. 对照血清检测结果的判断要求

(1) HIV 强阳性对照血清必须出现 gp160/gp120 和 gp24、gp41 条带，以及 p66、p55/p51、p34、p17 条带，判定为阳性，HIV-2 gp36 为阴性。

(2) HIV-1 弱阳性对照血清在 gp160/gp120 和 gp24、gp41 三条带中，至少出现 2 条，判定为阳性。其他位置可能出现弱条带，但对分析并非必需。HIV-2 gp36 为阴性。

(3) HIV-2 阳性对照血清必须出现 gp36 重组蛋白条带，判定为阳性。

(4) 阴性对照血清无上述的特异性条带出现，判定为阴性。

2. 被检血清检测结果的判定标准　出现下列情况之一者判定为 HIV-1 抗体阳性：

(1) 至少 1 条 env 带和 1 条 pol 带。

(2) 至少 1 条 env 带和 1 条 gag 带。

(3) 至少 1 条 env 带、1 条 gag 带和 1 条 pol 带。

(4) 至少 2 条 env 带。

（注：env 带有 gp160/gp120、gp41；gag 带有 p55、gp24、p17；pol 带有 p66、p51、p34。）

出现 HIV-2 gp36 重组蛋白条带者判定为 HIV-2 抗体阳性，需用 HIV-2 确证试剂进一步检测。

无 HIV 抗体特异性条带出现者判定为 HIV 阴性。

出现 HIV 特异性抗体条带，但条带不足以确证阳性者，判定为 HIV 抗体可疑。

【注意事项】

1. 严格防止交叉感染。操作时必须戴手套、穿工作服，严格健全和执行消毒隔离制度。

2. 任何血清都应作为具有传染性的样品对待。

3. 试剂盒置 2～8℃保存，有效期 12 个月，请于有效期内使用。不同批号试剂请勿混用。严格按说明书操作，反应温度和时间必须严格控制。

4. 常见膜上出现与已知 HIV 抗原无关的条带，这通常是由于 HIV 抗原中混有某些可与 HIV 抗体产生交叉反应的蛋白质所致。这种交叉反应条带的出现，不同厂家生产的试剂盒或同一厂家不同批号的试剂盒均不相同。

5. 若使用 HIV-1/2 混合型试剂进行检测，如果呈阴性反应，则报告 HIV 抗体阴性（－）；如果呈阳性反应，则报告 HIV-1/2 抗体阳性（＋）；如果不是阴性反应，但又不满足阳性判断标准，则报告 HIV 抗体不确定（±）。

6. 结合流行病学资料，可以在 4 周后随访检测，如条带没有进展或呈阴性反应，则报告阴性；如随访期间出现阳性，则报告阳性；如随访期间条带有进展，但不满足阳性标准，应继续随访至 8 周，同时采用其他方法进行检测。

（张思英）

实验三十　T 细胞亚群的流式细胞术检测

流式细胞术具有快速、准确和定量的特性，目前已被广泛地应用于免疫学基础研究和临床应用等各方面，用流式细胞仪对细胞表面的抗原成分进行标记分析，可区别多种细胞的特性，为细胞免疫的研究增加了有效的手段和帮助。

T 淋巴细胞是机体免疫系统中的重要细胞群，是参与免疫调节和执行细胞免疫功能的免疫活性细胞，分为 $CD4^{+}$T 细胞（又称为辅助性 T 细胞）和 $CD8^{+}$T 细胞（又称为细胞毒性 T 细胞）两大亚群。用流式细胞仪可对 T 细胞及亚群做出精确分类，了解外周血中 T 淋巴细胞及其亚群的比例及动态变化，从而了解机体的免疫状态，帮助诊断疾病、评估病情和指导治疗。本实验以四色单平台法介绍 T 细胞亚群和细胞数目的检测技术。

【实验目的】

1. 熟悉流式细胞术四色单平台法检测 T 细胞亚群和细胞数目的实验过程及注意事项。
2. 掌握流式细胞术四色单平台法检测 T 细胞亚群和细胞数目的基本原理与结果分析。

【实验材料】

1. 流式细胞仪。
2. 四色试剂　CD45、CD3、CD4 和 CD8 的荧光标记抗体。抗体组合分别为 CD45-FITC、CD3-PC5、CD4-PE、CD8-ECD。
3. 荧光信号校正用微球。
4. 溶血素　室温即用型或者 10× 的储存液（使用前按要求稀释为工作液）。
5. 鞘液或 PBS。
6. 绝对计数流式管。
7. 计数用参比荧光微球（部分商品化试剂盒将计数用参比荧光微球预先加入绝对计数管中）。
8. 质控细胞和待测样品　样品为临床采集的 EDTA 抗凝血。

【实验原理】

流式细胞仪可同时检测单细胞或微粒的多种信号。四色平台法应用 4 种不同的荧光标记抗体，配以内参绝对计数微球，经流式细胞仪检测获取数据后，采用专门的分析软件即可获得 T 淋巴细胞亚群的相对数目和绝对数目。将已知总数的微球（Beads）作标准内参，加入血液，再加入荧光抗体，应用流式细胞仪中获取的信号和分析软件，就可以得出血中各淋巴细胞亚群细胞的绝对数。

某亚群绝对细胞数目 =（获取细胞数 ×Beads 总数）/ 获取的 Beads 数。

【实验步骤】

1. 标本制备　采集外周静脉血 2 ~ 3ml（EDTA 抗凝血）。在室温（23℃ ±2℃）保存和运输样品，避免极端温度（结冰或高于 37℃）。高温季节需保存于隔热容器，并置于有冰袋和吸热物质的容器中。溶血、凝血或结冰的样品应视为不合格样品。
2. 取绝对计数用流式管，与质控血和待测样品对应编号。

3. 按试剂说明书，分别向编号试管中加入计数用参比荧光微球。

4. 应用反向加样法向流式管中加入20μl荧光试剂和50μl充分混匀抗凝全血，注意血不可碰触到试管底部的微球。涡旋混匀15s，室温避光反应15min。荧光试剂盒抗凝血的量，以及细胞与抗体反应时间可按具体试剂进行调整。

5. 加入450μl溶血素工作液，充分混匀，室温避光处理15min。溶血素的用量、加入体系时间和处理时间因试剂而异。

6. 按照实验方案，设置质量控制管和荧光补偿管（表30-1）。

7. 上机检测　按顺序完成仪器校正和荧光光路补偿的调整，将染色后的样品顺序上样，用预先建立的方案获取信息并储存数据。

8. 打开分析软件（常用CXP、Expo32和MultiSet等软件），导入样品数据，分析结果并打印报告。

表30-1　质量控制管和荧光补偿管

试剂	仪器校正	FITC补偿	PE补偿	ECD补偿	PC5补偿	45-4-8-3确认
荧光信号校正用微球	500μl					
CD45-FITC		20μl				
CD4-PE			20μl			
CD8-ECD				20μl		
CD3-PC5					20μl	
“45-4-8-3”试剂						10μl
质控细胞		20μl	20μl	20μl	20μl	
全血细胞						100μl
计数用参比荧光微球						100μl
PBS		1ml	1ml	1ml	1ml	

FITC：异硫氰酸荧光素；PE：藻红蛋白；ECD：藻红蛋白-德州红；PC5：藻红蛋白-花青苷5。

【结果判断】

CD45-FITC、CD4-PE、CD8-ECD和CD3-PC5的荧光组合检测可按图30-1显示结果。在CD45-FITC和侧向散射光（SS）散点图中，以CD45设门，确定淋巴细胞，同时可见计数用参比荧光微球（图30-1A）；在侧向散射光（SS）和前向散射光（FS）散点图中显示$CD45^+$细胞群（图30-1B）；CD3-PC5和CD4-PE散点图中右上象限C2区为$CD3^+CD4^+T$细胞（图30-1C）；CD3-PC5和CD8-ECD散点图中右上象限E2区为$CD3^+CD8^+T$细胞（图30-1D）；在CD3-PC5的单参数直方图中可以读到总T淋巴细胞的比例（图30-1E）；CD8-ECD和CD4-PE散点图中左上象限H1区和右下象限H4区分别为$CD3^+CD4^+T$细胞和$CD3^+CD8^+T$细胞（图30-1F）；图30-1G显示绝对计数微球的设门和参考数目；图30-1H显示用来控制软件获取数据过程中自动排气泡的设置。

软件计算出T细胞各亚群占总淋巴细胞的百分比（表30-2）。各淋巴细胞亚群的外周血绝对数量见表30-3。

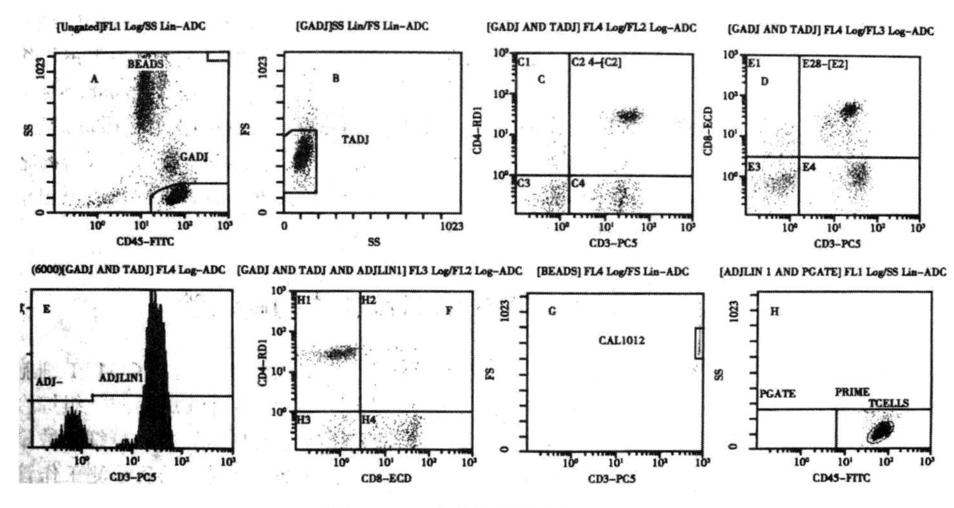

图 30-1　流式细胞仪检测结果

表 30-2　T 淋巴细胞各亚群占总淋巴细胞的百分比（%）

淋巴细胞	n（例）	$\bar{x} \pm s$
$CD3^+$	171	74.1 ± 7.6
$CD3^+CD4^+$	171	48.9 ± 8.5
$CD3^+CD8^+$	171	22.5 ± 7.6

表 30-3　T 淋巴细胞各亚群的数量（$\times 10^6$/L）

淋巴细胞	n（例）	$\bar{x} \pm s$
$CD3^+$	171	1333 ± 477
$CD3^+CD4^+$	171	878 ± 334
$CD3^+CD8^+$	171	408 ± 205

【注意事项】

1. 流式细胞仪要求单个细胞通过测量区，对细胞逐个地进行分析，所以制成的单个细胞悬液样品，不能有细胞团块和过多的细胞碎片，因此离心过程中时间不宜过长，次数不宜过多，以免形成细胞凝块。

2. 加入试剂后或离心洗涤时，切忌用力吹打或剧烈振摇。

3. 全部操作尽可能避光，以免荧光衰减。

4. 样品制备好以后，最好立即上机检测。

临床见习　人类免疫缺陷病毒抗体初试试验

获得性免疫缺陷综合征（AIDS），是由人类免疫缺陷病毒（HIV）感染所引起的一种免疫缺陷性疾病。从检测方法学角度看，HIV 侵入人体后能够依次检测到病毒 RNA、HIV P24 抗原、HIV 抗体。在感染后的 10～14d 内，病毒 RNA 水平呈指数上升，随后下降并保持在持续稳定的水平上，进入 HIV 无症状期。P24 抗原水平伴随病毒 RNA 水平发展，HIV 侵入机体后，P24 抗原在急性感染期就可以出现，因此 P24 抗原被认为是病毒复制的间接标志，但其检出时间要比 RNA 晚。HIV 抗体的血清学诊断是目前最成熟、最有效和最易行的 HIV 感染分析方法，一般来说，HIV 抗体在感染后 3～8 周才能被检测出来。从 HIV 感染到能检测出 HIV 抗体的时间段称为“窗口期”，在窗口期虽不能检测出 HIV 抗体，但可通过病毒 RNA、P24 抗原和 CD4 淋巴细胞水平反映 HIV 感染，病毒 RNA、P24 抗原、HIV 抗体和 $CD4^+$ 淋巴细胞水平还可用来反映病情发展、评估药物疗效等。由于 HIV 属于第二高致病性病原微生物，HIV 抗体的检测、抗原检测和相关的免疫学检测应在符合Ⅱ级生物安全实验室要求的艾滋病检测实验室中进行。本章 HIV 抗体初筛试验以见习为主。

【见习目的】

1. 了解 HIV 抗体初筛试验的实验室要求、检测流程和质量控制。
2. 熟悉 HIV 抗体初筛试验所需的样品种类和采集要求。
3. 掌握 HIV 抗体初筛试验中 ELISA 检测方法原理与结果分析。

【见习内容】

（一）样品的采集和要求

1. 采样前准备　根据检测要求，确定采集样品的种类、处理、保存及运输的时限和方法，按临床采血技术规范操作，遵守生物安全要求。

要检查所需物品是否已备齐，是否在有效期内，有无破损，是否足量，尤其注意检查受检者信息与样品容器上的标记是否一致，并注明样品采集时间。准备好合适的室内（外）采血空间，受检者坐（卧）于合适的位置，备齐采血工具、皮肤消毒用品、采血管及试管架、硬质废弃物容器等。

2. 采集和处理样品

(1) 血浆：将所采集抗凝全血 1500～3000 r/min 离心 15min，取上层血浆置于合适的容器中备用。

(2) 血清：用一次性注射器抽取 5～10ml 静脉血，室温下静置 1～2h，待血液凝固、血块收缩后 1500～3000 r/min 离心 15min，取上层血清于合适的容器中备用。

3. 样品的保存　若短期（1 周）内进行检测，可 2～8℃存放。1 周以上应存放于 –20℃以下。筛查为阳性样品应及时送检确证实验室，而筛查为阴性样品需根据具体情况决定保存时间，建议至少留存 1～2 个月。

4. 样品的运送　按照生物安全要求运送；需获得相应部门批准并由具有资质的人员专程护送；应采用 3 层容器对样品进行包装，并附有对应编码的送检单；送检单应标明受检者姓名、样品种类等信息，并放置于第 2 层和第 3 层容器之间。

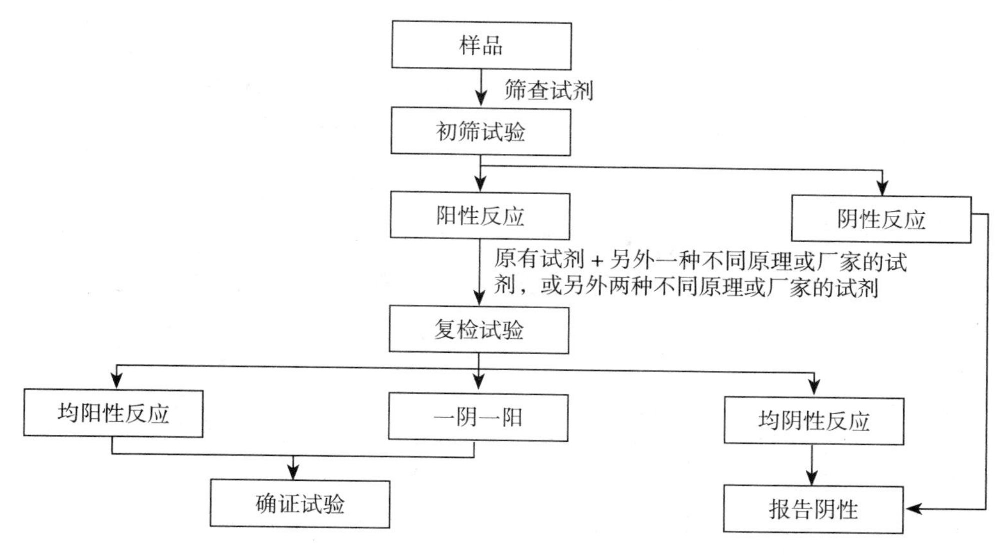

图 a　HIV 抗体筛查检测流程

（二）筛查程序

1. 初筛试验　选用符合检测要求的筛查试剂，对样品进行初筛试验检测，对呈阴性反应的样品，可出具 HIV 抗体阴性报告；对呈阳性反应的样品，需进一步做复检试验和确证试验。

2. 复检试验　对初筛试验呈阳性反应的样品，应采用原有试剂和另外一种不同原理或厂家的试剂，或另外两种不同原理或厂家的试剂进行复检试验。如果初筛检测使用抗原抗体联合试剂，则复检必须包括一种抗原抗体联合试剂。如果两种试剂复检均呈阴性反应，则报告为 HIV 抗体阴性；如果均呈阳性反应，或一个阴性一个阳性，需进一步做确证试验（图 a）。如果抗原抗体联合试剂检测呈阳性反应，而抗体试剂检测为阴性反应，则应考虑进行 HIV-1 P24 抗原或核酸检测，必要时随访。艾滋病检测实验室复检为阳性反应的样品，确证实验室可以直接进行确证试验。

（三）筛查试验结果的报告

采用 HIV 抗体筛查试验专业表格（表 a）进行报告。阴性反应报告为“HIV 抗体阴性（－）”；阳性反应则报告为“HIV 抗体待复检”。

（四）筛查试验呈阳性反应样品的转送

如需送上级实验室进行复检，需核对身份，补充个人信息（如姓名、身份证号码），必要时再次采集血样，携 HIV 抗体筛查报告，交送当地艾滋病筛查中心实验室或者直接交送确证实验室复检。检测结果亦采用专业表格报告，两次检测均为阳性或一次阴性一次阳性报告为“HIV 抗体待确证”；两次检测均阴性报告为“HIV 抗体阴性”。HIV 抗体复检报告需由 1 名检验人员和 1 名审核人员签字。

REPORT OF HIV ANTIBODY SCREENING TESTING

秘密 SECRET　　　　　　　　　　　　　　　　编号：NO.：

送检单位 FROM				送检日期 DATE		年　月　日	
送检样品 SPECIMEN		全血□ 血浆□ 血清□ 唾液□ 尿□ 其他：____		送检人群 POPULATION			
姓名 NAME		年龄 AGE		性别 GENDER		职业 OCCUPATION	
国籍 NATIONALITY		民族 ETHNICS		婚姻状况 MARRIAGE		文化程度 EDUCATION	
身份证号 ID NUMBER		□□□□□□□□□□□□□□□□□□				联系电话 PHONE	
现住址 ADDRESS		____省____市____县____乡（镇、街道）____村____（门牌号）					
户籍地址 PERMANENT ADDRESS		____省____市____县____乡（镇、街道）____村____（门牌号）					
检测方法 METHODS		检测结果 RESULTS		检测日期 TESTING DATE		备注 NOTE	
酶免实验（ELISA）		阳性□　阴性□					
化学发光（chemiluminescence）		阳性□　阴性□					
颗粒凝集实验（PA）		阳性□　阴性□					
快速实验（RT）		阳性□　阴性□					
其他实验：______		阳性□　阴性□					
初筛结论 CONCLUTION		HIV 抗体待复检□　阴性□					
检测者 OPERATOR		复核者 REOPERATOR		签发者 HEAD		报告日期 DATE	年　月　日
筛查单位或实验室（公章） INSTITUTION OR LABORATORY （OFFICIAL SEAL）				备注 NOTE			

表 a　HIV 抗体筛查检测报告

（张思英）

第十一章 肿瘤免疫学检验

肿瘤免疫学（tumor immunology）是利用免疫学的理论和方法，研究肿瘤的抗原性、机体的免疫功能与肿瘤发生和发展的相互关系、机体对肿瘤的免疫应答及其抗肿瘤免疫的机制、肿瘤的免疫诊断和免疫防治的科学，即研究肿瘤的发病机制、预防、诊断和治疗的科学，它是免疫学的分支学科之一。

肿瘤免疫学检验主要涉及肿瘤免疫学的诊断和肿瘤患者免疫功能状态的评估。目前临床上用于肿瘤免疫学检验的项目主要是肿瘤标志物检测，肿瘤标志物检测主要用于肿瘤治疗、预后和复发监测及肿瘤诊断。目前使用的肿瘤标志物多数是肿瘤非特异性标志物，不仅可以存在于肿瘤患者的血液和体液中，也会存在于健康者的血液和体液中。因此，将肿瘤标志物作为肿瘤诊断指标时，对临床上使用的肿瘤标志物进行生物参考区间评价和诊断性能评价就显得非常重要。本章主要介绍血清甲胎蛋白（alpha-fetoprotein，AFP）参考区间建立和血清前列腺特异性抗原（prostate specific antigen，PSA）诊断前列腺癌的性能评价试验。

实验三十一 化学发光免疫技术检测血清甲胎蛋白参考区间建立实验

实验室应为检验科的检验项目提供可靠的参考区间，才能使临床医师对健康普查者的检验结果做出判断，对患者的检验结果有大致了解，发挥检验报告的作用。因此获得检验项目可靠的参考区间是实验室的重要任务。参考区间的评价一般包括参考区间的建立和参考区间的验证实验。

实验室开展血清 AFP 含量检测时，应为血清 AFP 提供可靠的参考区间，才能使临床医师对健康普查者的检验结果做出判断及理解准确，从而发挥标志物检验的意义。参考区间的评价一般包括参考区间的建立和参考区间的验证实验。本实验以血清 AFP 参考区间建立为例进行实验。

【实验原理】

首先确定建立 AFP 参考区间时纳入人群的标准，选择参考个体，按照检测需要来收集标本，并在检测系统性能良好的状态下进行入选标本 AFP 浓度的检测，收集检测结果并绘制结果的数据分布图，从而了解数据的分布特征。若数据呈高斯正态分布，或者数据经转换后也成高斯分布，可按均数 $\pm 1.96\ s$ 表示 95% 数据分布范围，或者均数 $\pm 2.58\ s$ 表示 99% 分布范围等确定血清 AFP 测定的参考区间。

【试剂与器材】

1. 选用与检测仪器相配套的试剂、校准品及其他辅助试剂。

2. 按照纳入人群的标准，选择参考人群的新鲜血清标本。

【操作方法】

1. 根据文献和实验等研究，总结对该项目检测结果产生的生物变异和分析干扰的因素，供选择参考个体时用。

2. 确定参考个体的选择原则（或排除非参考个体的原则），编写与之相对应的调查表。

3. 依据调查表和其他有关记录，挑选候选的参考个体。应按照项目在临床使用的要求选择参考个体，在选择参考个体对象时要兼顾各年龄段，同时应考虑是否有分组的必要（最常见的是分年龄组和性别组）。为确保参考范围数据的可靠性，建议至少取 120 个参考值数据，若还需分组统计，则每个分组应有 120 个数据。

4. 依据排除原则，剔去不符合要求的候选对象。

5. 按照采集标本前和采集时对受检者的要求，详细告诉各受检个体做好准备，要求予以配合。

6. 规范地采集标本，做好分析前的标本预处理。按照相应规程做好标本采集、处理、运送和保存，此外，还应考虑采集标本时的环境条件，标本采集者技术熟练要求和服务态度等。

7. 在良好的控制条件下，用事先指定的分析方法进行检测，获得参考值结果。分析样品的检验方法应有方法学可靠性评价，测定过程有完整质量控制措施。

【结果判定】

绘制分布图，了解数据的分布特性。若数据呈高斯正态分布，或者数据经转换后也呈高斯分布，可按均数 $\pm 1.96\,s$ 表示 95% 数据分布范围，或者均数 $\pm 2.58\,s$ 表示 99% 分布范围等确定参考限和参考区间。

数据中的疑似离群点的判断：建议将疑似离群点和其相邻点的差值 D 和数据全距 R 相除，若 $D/R \geqslant 1/3$ 考虑为离群点。若有 2 个或 2 个以上疑似离群点，可将最小的疑似离群点作如上处理，若都＞1/3，则所有疑似离群点都剔去；若都＜1/3，则保留所有数据。若有离群点被剔除，应立即将其他数据补上。

若数据不呈高斯正态分布，则可用非参数法处理。最常见的是以百分位数法确定 2.5%和 97.5%位数的参考限，以此确定 95%参考区间。

【注意事项】

为确保参考范围数据的可靠性，建议至少取 120 个参考值数据，若还需分组统计，则每个分组应有 120 个数据。

【实验讨论】

建立参考区间是开展实验室新检验项目前必须进行的一项工作，但其需要标本例数多，对人群的纳入标准要求严格。因此大多数实验室把试剂说明书、教材或其他权威资料作为本实验室的参考区间，但需对此类选用的参考区间进行验证评审。可采用简单的方法予以证实，如选取 20 位健康者，有 90% 以上的测定结果在参考区间内，即说明实验室选用的参考区间有效。

（解如山）

实验三十二　血清前列腺特异性抗原诊断前列腺癌的性能评价试验

前列腺特异性抗原（PSA）由前列腺上皮细胞合成分泌至精液中，是一个分子量约为34 000的糖蛋白。在正常的、良性肥大的和恶性病变的前列腺组织内以及前列腺液和精液内均可发现PSA，因此，把血清PSA作为前列腺癌诊断标准时，有必要对临床使用的血清PSA诊断前列腺癌的效能进行评价。

血清PSA作为前列腺癌诊断指标时，具有较好的诊断灵敏度，但诊断特异度较低，目前，不推荐将PSA检测作为对普通人群或对无症状患者的癌症筛查项目，也不应当作为判断是否存在恶性疾病的一个绝对性依据。

【实验原理】

对选择纳入研究对象的患者采取血液，进行PSA定量检测。对纳入研究对象的患者采取前列腺组织穿刺病理检查，将研究对象分为前列腺癌组和前列腺增生组。根据PSA定量检测结果制订ROC曲线，根据不同Cut-off值评价其诊断的准确性（灵敏度、特异度、诊断准确度等）和有效性（阳性预测值、阴性预测值、阳性似然比、阴性似然比）。

【试剂与器材】

用于定量PSA检测的相应仪器与试剂。

【实验方法】

1. 确定研究对象的纳入排除标准　纳入以前列腺增生为症状就诊于泌尿科的患者，排除膀胱炎症和膀胱癌患者。

2. 确定金标准　采用前列腺组织穿刺病理检查，根据病理结果将研究对象分为前列腺癌组和前列腺增生组。

3. 确定抽样方法和样本含量的确定评估　患者均于前列腺检查前抽取非抗凝静脉血，离心5min后分离血清，测定血清PSA含量。测量采用单盲原则，在未知被测标本所代表患者的确诊诊断的前提下完成所有的检测工作。

【结果判定】

1. 将病理检查结果和PSA定量检测结果分别输入SPSS13.0软件ROC curve分析的state variable应变量（二分类变量）和test variable自变量（连续型变量），value of state variable中设定二分类变量的临界点。运行结果：① ROC曲线，可直观地看到曲线形状；② area under the curve: 曲线下方的面积，包括面积值、显著性分析、置信区间；③ coordinates of the curve：ROC曲线各点对应的灵敏度和误判率。制作的ROC曲线，如图32-1所示。

2. 计算诊断效能评价指标。根据临床诊断要求确定诊断临界值（Cut-off value）（即判断标准，是判定试验阳性与阴性的界值，即确定某项指标的正常值，以区分正常与异常），再确定其诊断准确性评价指标（诊断灵敏度、诊断特异度、诊断准确度等）和诊断有效性评价指标（阳性预测值、阴性预测值、阳性似然比、阴性似然比等）。

【临床意义】

1. 临床诊断试验结果与患病情况的关系

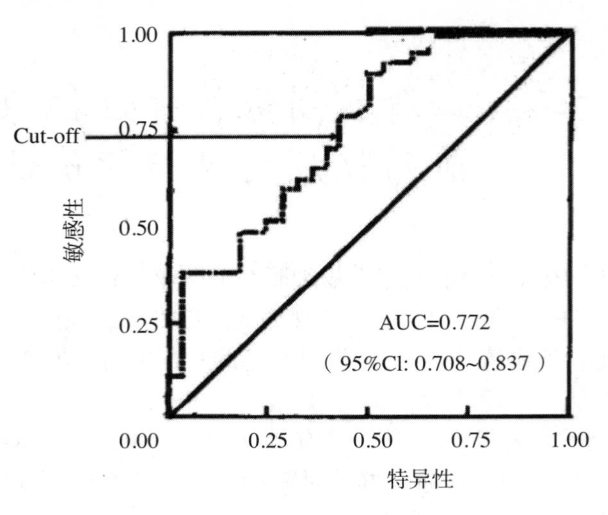

图 32-1 ROC 曲线

(1) 诊断试验分定性试验和定量试验。

(2) 定性试验的结果分为阳性和阴性结果。

(3) 定量试验结果也可根据临床诊断临界值转化为阳性和阴性结果。

2. 疾病诊断的金标准

(1) 金标准（gold standard）：是指通过活检、尸检、外科手术、随访等活动所做出的决定性诊断。

(2) 诊断试验：是指一般检查方法，具有费用低、操作方便、对患者无损害、快速等优点。

3. 诊断试验性能评价指标　包括准确性和有效性两指标。

(1) 准确性的指标：灵敏度与特异度等。

(2) 有效性的指标：预告值和似然比等。

4. 准确度评价指标

(1) 诊断灵敏度（sensitivity，Se）：又称敏感度、敏感性，指在患病者中应用该诊断试验检查得到阳性结果的百分比。反映诊断试验正确识别患病者的能力，该值愈大愈好。

(2) 诊断特异度 (specificity，Sp)：又称特异性，指在非患者中应用该试验获得阴性结果的百分比。反映正确鉴别非患者的能力，该值愈大愈好。

(3) 诊断准确度（accuracy，AC）：是指所有试验个体中诊断试验能准确划分患者和非患者的百分比。反映诊断试验正确诊断患者与非患者的能力。

【实验讨论】

血清 PSA 诊断前列腺癌作为定量检测项目性能评价，首先应该确定研究对象的纳入、排除标准，收集研究对象的血标本，确定检测系统并保证其正常有序运行，采用盲法测定血清 PSA 含量，再根据金标准方法的结果（病理报告）将研究对象分为前列腺癌组和非前列腺癌组，然后利用 SPSS 统计学软件制作 ROC 曲线，计算其性能指标。

试阐述实验的诊断性能与实验的技术性能有何联系和区别。

临床见习　肿瘤标志物检测的新指标和新技术

肿瘤标志物检测所涉及的新指标、新技术较多，以高知识含量为特征的成套免疫诊断试剂（试剂盒）不断出现，但免疫学实验影响因素较多，导致实验结果不稳定。将稳定和成熟的肿瘤标志物通过严格的质量控制集成的免疫诊断试剂（试剂盒）可使肿瘤免疫学诊断实验的质量有了相对全面可控的途径，较大幅度提高了肿瘤实验诊断水平。

目前，常用肿瘤标志物有：AFP、癌胚抗原（CEA）、PSA、肿瘤相关抗原CA125、CA19-9、CA15-3等。同一个标志物可用不同方法进行检测，如可以从血清学水平、免疫组化检测CEA或P-gp等，也可以用FCM或RT-PCR来检测。目前大多数肿瘤标志物采用化学发光仪进行定量检测，不同的发光仪其原理不同，试剂盒组成不同。以AFP项目ACS-180发光仪为例，采用双夹心直接化学发光免疫技术。该技术采用两种抗体，第一抗体为纯化多克隆兔抗-AFP抗体，标记发光剂；第二抗体为单克隆鼠抗-AFP抗体，共价固化在磁珠上。试剂盒的组成包括：纯化多克隆兔抗-AFP抗体（标记发光剂），单克隆鼠抗-AFP抗体（固化在磁珠上），0.5mol/L NaCl洗涤液，含0.1%叠氮钠的山羊血清等。

临床诊断试剂盒选择的基本要求如下：

1. 符合国家SFDA规定，需具备生产许可证、经营许可证、产品注册证、医疗产品（设备或药品）使用许可证。

2. 试剂盒必须有生产批号、有效期、储存要求、生产厂家地址。

3. 其他有关机构（国家有关管理部门、各地临床检验中心等）要求的批文。

4. 用于国内免疫学集成的试剂盒说明书应采用中文书写，一般应给出方法的灵敏度、精密度和特异性（“单抗”识别位点）等技术质控指标和诊断灵敏度、诊断特异性等与诊断有效性评价有关的指标（阳性预测值、阴性预测值、阳性似然比、阴性似然比）。

结合见习所见肿瘤标志物检测新指标，评价该检测项目是否符合临床使用要求。

病案讨论 肿瘤免疫学检测

病案一

某患者，男，38 岁。乙型肝炎病史 10 年，因急性黄疸收治入院，入院后当天就进行血浆置换治疗。实验室检查见下表：

实验室检测结果

检查时间	血清学检查项目					
	AFP (ng/ml)	Alb (g/L)	T-Bil (μmol/L)	D-Bil (μmol/L)	I-Bil (μmol/L)	ALT (U/L)
入院时	28.0	17.5	238.7	237.3	1.4	1680.4
入院第 2 天	47.2	22.3	214.9	213.1	1.8	1370.9
入院第 4 天	68.8	26.4	147.5	145.4	2.1	860.9
入院第 7 天	112.7	29.2	87.4	84.9	2.5	234.9
参考范围	<20.0	35.0～52.0	0～20.0	0～6.8	3.0～15.0	5.0～55.0

【问题】

1. 该患者初步临床诊断是什么？依据是什么？

2. 患者血清 AFP 结果变化如何解释？是实验室检测误差所致还是患者体内真实变化？

3. 患者血清 AFP 测定结果变化预示患者病情变化如何？是病情恶化还是病情好转？为什么？

病案二

某患者，男，65 岁，因大便硬结、便秘、小便不畅而且次数增多而就诊。医生进行常规体检后，开具检验医嘱，检查结果为：血常规结果正常，肝功能和肾功能检查项目结果也正常，但血清总 PSA 为 24.5 ng/ml（参考范围为<4.0 ng/ml），血清 CEA 为 2.1 ng/ml（参考范围为<5.0 ng/ml）。行前列腺组织活检结果为：未检到前列腺癌细胞。该患者 1 个月后，在同一家医院检验科复查结果为：血清总 PSA 为 3.2 ng/ml，血清 CEA 为 1.6 ng/ml。

【问题】

1. 为什么血清总 PSA 检测结果不一致？第 1 次血清总 PSA 结果升高可能原因是什么？

2. 影响血清总 PSA 测定结果的因素有哪些？

3. 该患者下一步应该进行哪些检查或随访？

（解如山）

第十二章　移植免疫学检测

移植免疫学（transplantation immunology）是研究移植物与受者（又称宿主）之间相互作用引起免疫应答的理论和实践的一门科学。

器官移植（organ transplantation）是指将健康器官移植到另一个个体内，并使之迅速恢复功能的手术。器官移植的目的是代替因致命性疾病而丧失功能的器官，使被移植个体能重新拥有相应器官，并正常工作。常用的移植器官有肾、心、肝、胰腺与胰岛、甲状旁腺、肺、骨髓、角膜等。自1954年肾移植在美国波士顿获得成功以来，人类已能移植除了人脑外几乎所有的重要组织和器官。

随着免疫抑制药物和移植技术的不断发展，器官移植取得了巨大进展，器官移植的存活率明显提高，尤其是肾移植。但是，移植排斥反应仍然困扰临床。移植器官能否在受者体内正常存活取决于供、受体之间的组织相容性程度，相容性程度越高，器官长期存活的概率越大。因此，正确进行人类白细胞抗原（HLA）配型、交叉配合来选择供者对提高移植器官的存活率极为重要。移植后往往要进行免疫抑制疗法以降低其免疫反应性，因此要对受者进行免疫抑制药物的血药浓度的检测，以防止排斥反应并减轻药物的毒副作用。

实验三十三　微量淋巴细胞交叉毒试验

微量淋巴细胞毒试验（microlymphocytotoxicity assay）是在经典的补体依赖细胞毒试验（complement dependent cytotoxicity，CDC）基础上发展而来的一项实验技术，目前已经广泛应用于器官移植供、受者间的交叉配型、复发性流产的封闭抗体检测等多个领域。在器官移植的文献中提及的CDC法多指微量淋巴细胞毒法。微量淋巴细胞交叉毒试验是由美国加州大学洛杉矶分校（UCLA）Paul Terasaki发明，几经改良，于1970年被美国国立卫生研究院（NIH）定为国际通用标准技术。

根据淋巴细胞的分离方法不同，可将微量淋巴细胞毒方法分为3种：①Ficoll法分离的混合淋巴细胞交叉毒试验；②免疫磁珠法分离的T淋巴细胞交叉毒试验；③免疫磁珠法分离的B淋巴细胞交叉毒试验。由于Ficoll法分离的混合淋巴细胞交叉毒试验具有操作简单、成本低廉、无需特殊试剂的优点，是目前许多实验室采用的方法。本实验分别介绍3种不同的细胞分离方法，以及在此基础之上进行的交叉淋巴细胞毒试验。

【实验原理】

淋巴细胞表面有HLA抗原，当HLA抗原遇到相应的特异性抗体后，即结合形成抗原-抗体复合物。在补体参与的条件下，抗原-抗体复合物激活补体，产生淋巴毒作用，即淋巴细胞膜通透性增加，细胞膜破损，细胞死亡。当加入荧光染料时，荧光染料溴化乙锭（EB）可通过破损的细胞膜进入细胞内与DNA结合，使死亡的淋巴细胞发出红色荧光；活细胞则因为细胞膜完整而不着红色，但染料羧基荧光素乙酰乙酸（CFSE）与细胞膜蛋白结合而呈现明亮的绿色荧光，由此区别死细胞和活细胞。根据死亡细胞占全部淋巴细胞的百分比来判断抗原抗体的反应强度。

【试剂与器材】

淋巴细胞分离液（Ficoll，γ=1.077）有商品出售；B淋巴细胞分离磁珠及洗涤液；冻干补体；荧光染色液；阴性对照血清；阳性对照血清（抗全淋巴细胞抗体）；供者抗凝静脉血2～3 ml（EDTA或肝素抗凝血）；受者血清2 ml；微量淋巴细胞毒反应板（泰萨奇板）；倒置荧光显微镜；微量加样器、加样器吸头、吸管、温箱、离心机、磁架等。

【操作方法】

1. 淋巴细胞的分离（Ficoll法）

(1) 将供者全血用PBS (pH7.4) 缓冲液按1：1稀释，混匀备用。

(2) 取15ml离心管1支，加入一定体积的Ficoll液，吸取稀释后的供者全血，沿试管壁缓慢加入，使全血置于Ficoll上层。Ficoll液与稀释后的全血体积之比为1：2。

(3) 1500～2000r/min（半径15cm水平转子）离心10min。

(4) 取出离心管，吸取中间白膜层，置于另一干净离心管中。

(5) 加入PBS，洗涤。

(6) 2000r/min离心5min，倾出上清液。

(7) 重复步骤5、6。

(8) PBS液调整细胞浓度为2×10^9/L。

2. 免疫磁珠法分离B淋巴细胞

(1) 取供者全血2ml，加入20μl B淋巴细胞磁珠，上下颠倒混匀3min。

(2) 加入2ml展开剂（developer），混匀多次；置磁架上3min后吸进液体。

(3) 从磁架上取出试管，加入适量PBS，吸管吹洗几次，置磁架3min后吸尽液体。

(4) 重复步骤3；用PBS液调整细胞浓度为2×10^9/L（细胞浓度对实验的影响较大，浓度过高或过低都容易导致检验结果的误差）。

3. 淋巴细胞毒反应

(1) 于泰萨奇板孔中加入5μl石蜡油，以防止反应物挥发。

(2) 每个检测标本设立1孔阴性对照，1孔阳性对照，3孔待测血清孔。

(3) 每孔加入1μl供者淋巴细胞（混合淋巴细胞或B淋巴细胞）。

(4) 阴性对照、阳性对照、测试孔中分别加入1μl PBS液、1μl抗全血淋巴细胞抗体以及1μl待测血清（注意更换枪头）。

(5) 每孔加入2μl补体，22～25℃温箱中孵育1h。

(6) 每孔加入5μl荧光染色液染色15min，终止反应。

(7) 3～5min后立即观察结果。结果应在染色后10min内观察，以防荧光淬灭或减弱影响结果。

【结果判定】

根据死亡细胞占全部细胞的百分比来计分，目前普遍采用国际通用的NIH计分方法，如表33-1。判断死细胞的百分比需要操作者具备一定的工作经验，大致原则为：11%～20%为可疑，记2分；30%为4分；41%～80%记6分；>80%为强阳性，记8分。

表 33-1　淋巴细胞毒试验记分标准

死细胞（%）	记分	意义
0 ~ 10	0	阴性
11 ~ 20	2	阴性可疑
21 ~ 40	4	阳性可疑
41 ~ 80	6	阳性
>80	8	强阳性

【注意事项】

1. 每份标本都必须设立阴、阳性对照。
2. 温度过低有可能产生假阴性结果。
3. 只有当阴性和阳性对照结果准确时，该实验的阳性和阴性结果方能成立。

【实验讨论】

淋巴细胞毒试验是测定患者机体内是否含有特异性针对供者的淋巴细胞毒抗体，检测的是 HLA 特异性的 IgG 和 IgM 抗体，包括 HLA-Ⅰ类抗体和Ⅱ类抗体。由于混合淋巴细胞中主要为 T 淋巴细胞，B 淋巴细胞数量较少，而 HLA-Ⅱ类抗体在 T 淋巴细胞表面不表达，仅在 B 淋巴细胞表面表达，因而，利用混合淋巴细胞进行补体依赖细胞毒（CDC）试验时，对 HLA-Ⅰ类抗体阴性、Ⅱ类抗体阳性的患者，易产生漏检，而造成这种结果的原因是由于混合淋巴细胞中 B 淋巴细胞占全部细胞的比例较少所致。

（解如山）

实验三十四　群体反应性抗体检测

群体反应抗体（panel reactive antibody，PRA）是指存在于某些人体内的抗人类白细胞抗原（human leukocyte antigen，HLA）抗体，可通过输血、输血小板、妊娠以及器官移植等免疫途径获得。PRA 测定即是检测患者体内是否存在 HLA 抗体、抗体的水平高低及抗体特异性如何。PRA 对于患者是否发生排斥、移植物的存活状态及器官功能的实现都有着不可忽视的作用。

【实验原理】

将涵盖不同地域、不同人种的 HLA-Ⅰ类和Ⅱ类纯化 IgG 抗原预先包被于泰萨奇微孔板中，与待测血清反应，再加入碱性磷酸酶标记的二抗，孵育后加入酶作用底物，待显色反应完成后终止反应。如果待测血清中存在 HLA-Ⅰ类抗体，则相应的 HLA-Ⅰ类混合抗原孔中会发生特异性的抗原抗体反应，反应孔呈现蓝色的阳性反应结果；若无相应抗体，则反应孔中为无色阴性结果。

【试剂与器材】

1. 器械　各种移液器、吸头、温箱、离心机、微量酶标仪等。
2. 试剂　抗原微孔板（以 LAT mix tray 为例），对照血清（10×），去离子水，酶标二抗（碱性磷酸酶标记的抗人 IgG，100×），抗体稀释液，洗液（10×），底物液 A 和底物液 B，反应终止液。

【操作方法】

1. 试剂准备

(1) 在第一次使用时，至少提前 20min 取出冻干对照血清以 2ml 去离子水轻轻摇震使其彻底溶解。将溶解后的对照血清溶液分装，每管 100μl，储存在 –20℃冰箱中，每次实验前取出，恢复至室温后使用。

(2) 将洗液用无菌去离子水按 1 ∶ 9 稀释，可根据需要一次性配制一定量的工作液，4℃冰箱储存备用。

(3) 将待测标本用抗体稀释液按 1∶2 稀释，每试管约 60μl。

(4) 酶标二抗在第一次洗涤之前用抗体稀释液按 1∶100 稀释，每试管 50μl。

(5) 底物液 A 和 B 在第 2 次洗涤之前按 1∶1 比例混匀，每试管 50μl。

2. 酶联免疫吸附反应

(1) 将待测血清和各种对照品加入相应的孔中，每孔 10μl（阴性对照孔加入抗体稀释液，阳性对照孔和质控孔加入对照血清）。

(2) 盖好反应板，22～25℃孵育 60min。

(3) 用力将反应板中的血清甩出，并在垫有纸巾的实验台面上叩击反应板 2～3 次，在加入下一液体前，请注意加盖，保持反应孔湿润。

(4) 于每孔中加入洗液 20～30μl，轻轻晃动反应板，甩出洗液，叩击反应板 2～3 次。

(5) 再重复步骤 4 两次。

(6) 加入 10μl 酶标二抗，轻轻晃动反应板，22～25℃孵育 40min。

(7) 重复步骤 4 三次。

(8) 每孔加入 10μl 混合好的底物，37℃避光孵育 10～15min（一般不要超过 15min）。

(9) 待质控孔和阳性对照变成深蓝色后，每孔加入 5μl 终止液，盖上反应板，15min 后观察结果。

【结果判定】

肉眼观察反应结果，蓝色或深蓝色为阳性，无色为阴性，阳性结果的颜色深浅程度与待测标本 HLA 抗体水平的高低成正比。有条件时可在微量酶标仪上读取吸光度值，并根据阴性、阳性对照的吸光度值判定标本的阴、阳性。尽量在显色终止反应后 1h 内读取反应结果，上机前请移去反应板盖。如因特殊情况需延迟观察结果时，请将反应板储存于 2～5℃冰箱中，此情况下可能会引起反应孔吸光度值降低，产生假阴性结果。

1. 结果评价标准

(1) 依据实验条件不同，各实验室结果具有不同的波动范围。

(2) 当空白对照、阴性对照、阳性对照以及质控孔的吸光度值均在试剂盒可接受范围时，说明实验结果准确可靠。

(3) 肉眼判断结果时，应根据反应孔的颜色深浅计分，计分方法同“淋巴细胞毒试验计分标准”，以 0 分、2 分、4 分、6 分、8 分来表示反应由弱至强的程度。

(4) 对于 HLA 混合抗体检测，建议 4 分以上为阳性。对于 2 分结果的定义是本实验的难点，应结合患者机体免疫状态而定。

2. Cut-off 值的确定　不同的 HLA 抗体检测试剂盒，可设置不同的调节 Cut-off 值，建议在 HLA 抗体初筛时适当下调 Cut-off 值。对于 HLA 抗体特异性及抗体水平的检测，可根据试剂盒类型（LAT1240/1288 /1HD/240）相应上调 Cut-off 值。调节 Cut-off 值的计算如下：

调节 Cut-off =［（阳性孔均值－空白均值）× 校正系数］+空白均值

3. PRA 值的计算　PRA =阳性孔数 / 总检测孔数 ×100%。

【注意事项】

1. 洗涤　洗涤是 ELISA 实验中关键的步骤，如洗涤不充分，则可能出现本底过高的现象；但洗涤过度，亦可能丢失一些阳性反应。

2. 温度　除二抗反应过程外，本实验以 22 ~ 25℃为宜，温度过高或过低都会对实验结果产生不同性质的干扰。

3. 对于强阳性标本，可加大稀释倍数后再进行检测。

4. 本实验的难点为阳性结果的评价和判断，因此，如果操作者具备丰富的 HLA 专业基础知识，将会大大提高本实验结果判断的可靠性和准确性。

【思考题】

如孔 2A ~ 2E 均为阳性，根据反应工作表格局，说明抗体特异性为抗 HLA-A1 抗体；如孔 2A ~ 2E 中有 3 孔强阳性，而 2 孔阴性，应该如何分析？

临床见习　化学发光免疫技术——全血环孢素浓度检测

环孢素（ciclosporin）是一种从真菌中得到的环状十一氨基酸多肽，它是一种强效的免疫抑制剂。自 1983 年引入国内，环孢素已经广泛应用于心脏、肾、肝、胰腺及肺移植患者，大量的研究证明了环孢素在抵抗移植器官排斥方面的作用，此外，环孢素对延长移植物的存活起到了积极作用。

由于药物能迅速分布到红细胞内，所以选择全血而不是血浆作为测量环孢素的基质。常用的监测血液中环孢素浓度的方法有：放射免疫测定（RIA）、荧光偏振免疫分析法（FPIA）、均相酶免疫分析法、化学发光微粒子免疫检测法（CMIA）以及高效液相色谱法（HPLC）等。本实验以化学发光微粒子免疫检测法（ARCHITECT i2000）为例见习该项技术。

【见习要点】

1. 掌握化学发光微粒子免疫检测法检测全血中环孢素浓度的实验原理及标本的预处理方法。

2. 掌握结果的报告方式，并结合患者病史、服药情况、临床表现、其他检验结果等相关信息对临床进行解读和有效评估。

3. 熟悉仪器检测环孢素浓度的操作流程。

【基本原理】

ARCHITECT 环孢素检测是一种两步免疫检测法，运用了 CMIA 技术，定量测定人全血中的环孢素。第一步，混合样本、测试稀释液和抗环孢素包被顺磁微粒。样品中的环孢素与抗环孢素包被顺磁微粒相结合。利用磁场分离，洗去未反应的被检物质与其他不要的成分。第二步，添加吖啶酯标记的环孢素结合物，形成反应混合液。再次冲洗后，向反应混合液中加入预激发液和激发液。吖啶酯在过氧化物和碱性溶液中发生氧化反应，引起化学发光反应的发生。N- 甲基吖啶酮形成并释放能量（光发射），并返回到基态，CMIA 光路系统通过预先确定好的时间读取化学发光发射的量（活动读数），计算分析物的浓度。

【见习内容】

1. 试剂准备　试剂、校准品、全血质控品均需在使用前取出，恢复到室温后使用。

2. 标本的预处理　在上机前，先进行手工预处理标本，即向全血样本中加入溶解剂和沉淀剂，然后离心分离样本。将上清液倒入预处理管内，再把预处理管装载到 ARCHITECT i2000 系统上。

3. 样本的稀释

(1) ARCHITECT 环孢素检测的建议稀释浓度为 1：2，向 150μl ARCHITECT 环孢素校正标准品中加入 150μl 患者样本，然后再执行手工预处理操作步骤。

(2) 操作人员必须在患者样本或质控品申请屏幕中输入稀释因子。稀释前，系统会根据该稀释因子自动计算出样本浓度并报告结果。

4. 标本上机流程

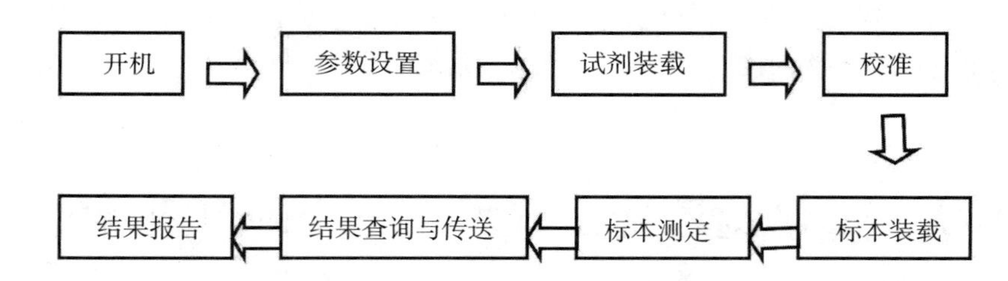

5. 结果报告

(1) 测量范围：ARCHITECT 环孢素实验的测量范围为 30.0 ~ 1500ng/ml。

(2) 参考值：全血环孢素没有固定治疗范围。

(3) 结果的解释：所有测试结果必须结合临床数据进行有效评估和处理。

【见习报告】

器官移植术的成功与否，很大程度上取决于移植排斥反应的防治，包括严格的供者选择、使用免疫抑制剂受者的免疫应答及术后药物浓度的检测等。受者血液中环孢素浓度常用的检测方法有化学发光微粒子免疫检测法（CMIA），此方法测定具有灵敏度高、特异性强、精密度高等优点。结合见习，请阐述 CMIA 法检测环孢素的检测原理。

病案讨论　器官移植中的免疫学问题

【病历】

患者吴某，女性，39 岁，汉族，广东省汕头籍，家住汕头市鲈岗镇，2007 年 5 月 18 日入院。

主诉：尿常规检查、肾功能异常 6 年，加重 6 个月。于 2001 年 5 月无明显诱因出现头晕、腰酸痛，在当地医院就诊，查尿常规提示尿蛋白（++），肾功能异常（肌酐

130μmol/L 左右），给予对症治疗（具体不详），症状缓解。此后病情平稳。监测肾功能肌酐逐步上升，2006 年 9 月为 200μmol/L，11 月再次出现头晕，伴恶心、呕吐，测肌酐达 700μmol/L，就诊于西安某医院，诊断“慢性肾功能不全——尿毒症期”，行左前臂内瘘术，术后内瘘栓塞。拟行肾移植术，但因无合适供体，回当地医院继续治疗。2007 年 5 月 15 日复查肌酐 1400μmol/L，为行肾移植术，就诊我院，门诊以“慢性肾功能不全——尿毒症期”收入科。病程中精神、饮食一般。24h 尿量 1400ml 左右，大便正常，体重无明显变化。婚育史：患者 23 岁已婚，生有 2 子 3 女，流产 1 次

查体：体温 36.6℃，脉搏 80 次 / 分，呼吸 18 次 / 分，血压 150/100mmHg。发育正常，营养中等，神志清楚，精神欠佳，慢性病容，贫血貌，全身皮肤、黏膜无黄染，全身浅表淋巴结未触及肿大。颈静脉无怒张，颈动脉无异常搏动，未扪及包块，甲状腺不肿大，气管居中，颈软无抵抗。胸廓对称无畸形，无局限性隆起，双侧乳房对称，未扪及肿块。胸壁未见静脉曲张，胸式呼吸存在，节律规整，叩诊呈清音，肺肝界位于右锁骨中线第 5 肋间，双肺呼吸音清，未闻及干、湿啰音及胸膜摩擦音。心前区无隆起，心尖搏动不明显，未见异常搏动，心界不大，心率 80 次 / 分，律齐，各瓣膜听诊区未闻及病理性杂音，无心包摩擦音。腹平坦，腹肌软，全腹无压痛及反跳痛，未扪及包块，肝脾肋缘下未触及。肝脾及双肾区无叩击痛，移动性浊音阴性，肠鸣音正常 3～5 次 / 分。生理反射存在，病理反射未引出。专科检查：双侧肋脊角未见异常隆起，皮肤无红肿，双肾区平坦，未触及包块，双侧肋脊点无明显压痛，双肾区无叩击痛，未闻及血管杂音。双侧输尿管行径无压痛点，耻骨上区无膨隆及压痛，膀胱叩诊空虚。

实验室检查：血常规示 WBC 4.42×10^9/L，NEU 68.5%，RBC 2.37×10^{12}/L，HGB 60g/L，HCT 0.193，PLT 132×10^9/L；血型为“B”型；血生化示 BUN 25.4mmol/L，Cr 975μmol/L，GLU 4.7mmol/L，K^+ 3.51mmol/L，Ca^{2+} 2.13mmol/L，TG 1.35mmol/L，Tco2 21.1mmol/L；肝功能转氨酶、胆红素结果正常；ALB 39.8g/L；自身抗体阴性；凝血 4 项基本正常；乙型肝炎、丙型肝炎、梅毒、艾滋病及结核相关检查均阴性；肿瘤标志物检查未见异常；尿常规示尿蛋白（++），尿白细胞（+），尿隐血（++）。PRA 40%。

心电图：①窦性心律；②左心室肥厚。

X 线胸片：心影增大，符合尿毒症性心肌病。

腹部 B 超：①双肾缩小，实质回声增强，左肾囊肿；②右侧附件区囊性占位，建议定期复查；③肝、胆、胰、脾未见明显异常。

超声心动图：①左心房轻度增大；②主动脉瓣反流（轻度）；③左心室顺应性减低。

胃镜：十二指肠球炎。

【问题】

1. 患者出现高 PRA 的可能原因有哪些?

等待移植的患者术前如果接受过输血治疗，或者前一次移植后因排斥而导致移植物失功以及女性患者曾经生育过孩子（妊娠），那么患者体内的免疫系统有可能受到来自其他个体（同种异体）的人类白细胞抗原（HLA）分子刺激（致敏），导致患者的免疫系统产生针对同种异体 HLA 分子的特异性抗体，并释放到外周血液中，我们将这些抗体称为群体反应性抗体（PRA）。PRA 阳性受者称为致敏受者，PRA＞40% 的受者称为高致敏受者。患者生有 2 子 3 女，流产 1 次。这可能是高 PRA 的主要原因。

2. 高 PRA 患者的器官移植存在哪些危害？

研究表明，PRA 在实体器官（肾、心、肺、肝等）移植排斥反应中扮演了重要角色，不仅与肾移植超急性排斥反应密切相关，而且与移植物功能延迟、急性排斥、慢性排斥及移植物存活率下降也有关系。

3. PRA 阳性患者在移植配型上应严格注意哪些问题？

临床上对患者术前的 PRA 水平及抗体特异性应进行定期监测，并针对每一个患者体内的 HLA 抗体水平及特异性制订治疗方案。PRA 已成为实体器官移植术前组织配型的常规和首选指标，越来越受到临床医生的重视与关注。对 PRA 阳性致敏受者术前必须进行严格的交叉配型 [补体依赖性淋巴细胞毒试验（CDC）]，选择 HLA 相配程度高、能够避开抗体特异性所对应的 HLA 分子、CDC 阴性的供体器官，从而避免超急性排斥反应，减少急性和慢性排斥反应，提高移植物存活率。

（解如山）

附录　常用试剂及溶液的配制方法

1. 0.1mol/L 磷酸钾缓冲液的配制

pH	1mol/L K_2HPO_4（ml）	1mol/L KH_2PO_4（ml）
5.8	8.5	91.5
6.0	13.2	86.8
6.2	19.2	80.8
6.4	27.8	72.2
6.6	38.1	61.9
6.8	49.7	50.3
7.0	61.5	38.5
7.2	71.7	28.3
7.4	80.2	19.8
7.6	86.6	13.4
7.8	90.8	9.2
8.0	93.2	6.8

用蒸馏水将混合的两种 1mol/L 贮存液稀释至 1000ml。

2. 0.015 mol/L pH 7.2 PBS配制

(1) 试剂

0.2mol/L PB	75ml（0.2mol/L NaH_2PO_4 21ml，0.2mol/L Na_2HPO_4 54ml）
NaCl	8.5~9g（约 0.15mol/L）
加重蒸水至	1000ml

(2) 配制方法：称取 NaCl 8.5~9g 及 0.2mol/L 的 PB 75ml，加入 1000ml 的容量瓶中，最后加重蒸水至 1000ml，充分摇匀即可。

3. 0.05 mol/L pH 8.6 巴比妥缓冲液的配制（离子强度0.05）

巴比妥	1.84g
巴比妥钠	10.3g
加蒸馏水至	1000ml

4. pH 7.4 巴比妥缓冲液的配制

(1) 贮存液：NaCl 85g，巴比妥 5.75g，巴比妥钠 3.75g，$MgCl_2$ 1.017g，无水 $CaCl_2$ 0.166g，逐一加至热蒸馏水中，溶解冷却后，加蒸馏水至 2000ml，过滤，4℃冰箱内保存备用。

(2) 应用液：贮存液 1 份 + 蒸馏水 4 份，当日配用。

5. Tris缓冲盐水（Tris buffered saline，TBS）（25mmol/L Tris）

(1) 试剂：

Tris（氨丁三醇）	3g
NaCl	8g
KCl	0.2g
重蒸水至	1000ml

(2) 配制方法：在 800ml 蒸馏水中溶解 8g NaCl、0.2g KCl 和 3g Tris 碱，并用 HCl 调 pH 值至 7.4，用蒸馏水定容至 1000ml，分装后在 103.4 kPa 高压下蒸汽灭菌 20min，于室温保存。

注：TBS 主要用于漂洗标本，常用于免疫酶技术中。

6. PBS缓冲液

(1) 试剂：

磷酸二氢钾（KH_2PO_4）	0.27g
磷酸氢二钠（Na_2HPO_4）	1.42g
氯化钠（NaCl）	8g
氯化钾（KCl）	0.2g
重蒸水至	1000ml

(2) 配制方法：先以少量重蒸水溶解磷酸二氢钾（KH_2PO_4）0.27g、磷酸氢二钠（Na_2HPO_4）1.42g、氯化钠（NaCl）8g、氯化钾（KCl）0.2g 后，然后加入浓盐酸调 pH 至 7.4，最后加入重蒸水至 1000ml。

注：该液常用浓度为 1% 及 0.3%，前者主要用于漂洗标本，后者主要用于稀释血清。

7. 0.1mol/L pH 8.4 硼酸缓冲液的配制

四硼酸钠（$Na_2B_4O_7 \cdot 10H_2O$）4.29g，硼酸（H_3BO_3）3.40g，溶后加蒸馏水至 1000ml，用 G3 或 G4 玻璃滤器过滤。

8. 0.02mol/L pH 7.4 Tris-HCl-Tween 20（“酶标”洗涤液）

Tris	2.42 g
1mol/L HCl	13.0ml
Tween 20	0.5ml
加蒸馏水至	1000ml

9. 底物（邻苯二胺）稀释液

枸橼酸（19.2g/L）	48.6ml
$Na_2HPO_4 \cdot 12H_2O$（71.7g/L）	51.4ml

10. 底物（邻苯二胺）溶液（临用前配制，储于棕色瓶中）

邻苯二胺	40mg
底物稀释液	100ml
30% H_2O_2	0.15ml

11. TMB显色液及使用

(1) 试剂：TMB、HCl、亚硝基铁氰化钾、无水乙醇

(2) 配制方法：

①醋酸盐缓冲液：取 1.0mol/L 的 HCl 190ml 加入 1.0mol/L 的醋酸钠 400ml 中混合，再加蒸馏水稀释至 1000ml，用醋酸或 NaOH 将 pH 调至 3.3。

② A 液：取上述缓冲液 5ml，溶解 100mg 亚硝基铁氰化钾，加蒸馏水 92.5ml 混合。

③B 液：称 5mg TMB 加入 2.5ml 无水乙醇中，可加热至 37　40℃直到 TMB 完全溶解。

④孵育液：放入标本前数秒，取 2.5ml B 液及 97.5ml A 液溶于试管中充分混合。（液体在 20min 内应保持清亮的黄绿色，否则可能已有污染。）酶反应时，加入终浓度为 0.005% 的 H_2O_2。

⑤主要显色步骤：组织标本在蒸馏水（或 PBS）中漂洗数次（每次 10　15min），然后放入未加 H_2O_2 的孵育液中作用 20min（19　30℃），然后向孵育液中放入 H_2O_2（每 100ml 孵育液中加 0.3% 的 H_2O_2 1.0　5.0ml），继续孵育 20min 左右（19　23℃），捞出标本漂洗数次（共 30min 左右）。在 0　4℃条件下可在漂洗液放置 4h 直至贴片、脱水、封片。也可在贴片前在 1% 的中性红负染 2　3min，也可在 1% 派诺宁（pH 3.3　3.5）中负染 5min 后贴片、脱水、封片。

注：TMB 即四甲基联苯胺（tetramethyl benzidine），是一种脂溶性较强的基团，因此容易进入细胞与细胞器中的辣根过氧化物酶（HRP）反应，且由于这种高度的脂溶性，使其易形成多聚体，在 HRP 活性部位产生粗大、深蓝色的沉淀物，这使得 TMB 成为免疫组织化学实验中一种很好的发色团。同时反应产物的沉淀，使得 HRP 的活性部位更加暴露，利于酶氧化反应进行。TMB 的反应产物为深蓝色，利于光镜观察，且反应产物越聚越大，常超出单个细胞器的范围（而 DAB 则被限制在其内），故 TMB 反应的检测阈较低。由于上述优点，目前 TMB 常用于光镜及超微结构水平 HRP 的研究。需要注意的是：TMB 显色液中 A 液和 B 液应在 2h 内新鲜配制。另外，TMB 是一种较强的皮肤刺激剂，并有致癌的潜在可能，故使用时应带手套及在通风条件下操作。

12. DAB显色液

(1) 试剂

DAB（常用四盐酸盐）	50mg
0.05mol/L TB	100ml
30% H_2O_2	30　40μl

(2) 配制方法：先以少量 0.05mol/L（pH 7.6）TB 溶解 DAB，然后加入余量 TB，充分摇匀，使 DAB 终浓度为 0.05%，过滤后显色前加入 30% 的 H_2O_2 30　40μl，使其终浓度为 0.01%。

注：DAB（即 3,3- 二氨基苯联胺）显色液主要用于免疫过氧化物酶法（如酶标法、PAP 法等），其终产物可直接在光镜下观察，也可经 OsO_4 处理后，增加反应产物的电子密度，用于电镜观察。但有几点需注意：① DAB 溶解要完全，否则未溶解的颗粒沉积于标本上影响观察；② DAB 浓度不宜过高，否则显色液呈棕色，增加背景染色；③ DAB 有致癌作用，故操作时应戴手套，尽量避免与皮肤接触，用后及时彻底冲洗，接触 DAB 的实验用品最好经洗液浸泡 24h 后使用。

13. 酶消化液

(1) 0.1% 胰蛋白酶

①试剂：胰蛋白酶　　　　0.1mg

0.1% 氯化钙（pH 7.8） 100ml

②配制方法：先配制 0.1% 的 $CaCl_2$，用 0.1mol/L 的 NaOH 将其 pH 调至 7.8，然后加入蛋白酶并使之溶解。用前将胰蛋白酶消化液在水浴中加热至 37℃（载有标本的玻片也在 TBS 中加热至同样温度）。该消化液时间为 5 30min。

(2) 0.4% 胃蛋白酶

①试剂：胃蛋白酶 400mg

0.1N HCl 100ml

②配制方法：同胰蛋白酶，消化时间在 37℃约为 30min。

(3) 0.06% Pronase

①试剂：Pronase 0.06g

0.05mol/L TB（pH 7.5） 100ml

②配制方法：同前。

注：在免疫细胞化学染色中，有时经甲醛过度固定的标本，常会产生过量的醛基，遮盖抗原，影响一抗与抗原的结合。用蛋白酶溶液消化，可起到暴露抗原部分的作用。消化时间应根据不同组织而异，总之，在保持组织形态不被破坏的前提下，宜尽量延长消化时间。以上三种酶消化液中，以第一种最为常用。

14. Alsever液（阿氏血细胞保存液，常用于保存红细胞）

葡萄糖	2.05 g
枸橼酸钠	0.8 g
枸橼酸	0.55 g
氯化钠	0.42 g
加无离子水或双蒸馏水至	100ml

配好后高压灭菌 8 磅 20min，置于 4℃冰箱内保存备用。血细胞与 Alsever 液的比例为 1：1 1：2。

15. RPMI 1640 完全培养基

RPMI 1640 培养液	100ml
L- 谷氨酰胺（200 mmol/L）	1ml
抗生素（青、链霉素）	1ml
两性霉素 B（25μg/L）	1ml
7.5%$NaHCO_3$	2.8ml
灭活小牛血清	15ml

混匀后即可使用。

16. 无血清RPMI 1640培养液

RPMI 1640 培养液	100ml
L- 谷氨酰胺（200mmol/L）	1ml
抗生素（青、链霉素）	1ml
7.5%$NaHCO_3$	2.8ml

混匀后即可使用。

17. Hanks液

(1) 原液甲：NaCl 160g，KCl 8g，$MgSO_4 \cdot 7H_2O$ 2g，$MgCl_2 \cdot 6H_2O$ 2g，按顺序溶于

800 ml 双蒸水；$CaCl_2$ 2g，溶于 100ml 双蒸水中。

两液混合加双蒸水至 1000 ml，再加入 2ml 氯仿做防腐剂。盖紧瓶塞。保存于 4℃。

(2) 原液乙：$Na_2HPO_4 \cdot 12H_2O$ 304g，KH_2PO_4 1.2g，葡萄糖 20g，按顺序溶于 800ml 双蒸水。

0.4% 酚红溶液 100ml。将酚红溶液加到上述溶液中，加双蒸水至 1000ml，再加入 2ml 氯仿做防腐剂。盖紧瓶塞。保存于 4℃。

(3) 用时按原液甲 1 份、原液乙 1 份、双蒸水 1 份，于 10 磅 10min 高压灭菌，4℃保存 1 个月。用前用 5.6% 碳酸氢钠调 pH 至 7.2　7.4，根据需要加青、链霉素。

18. 无 Ca^{2+}、Mg^{2+} Hanks 液

NaCl	8g
KCl	0.4g
$Na_2HPO_4 \cdot 12H_2O$	0.152g
KH_2PO_4	0.06g
$NaHCO_3$	0.175g
葡萄糖	1g

加蒸馏水至 1000ml。溶解后 115℃灭菌 10min，置室温或 4℃保存备用。

19. PRMI-1640 培养液

(1) RPMI 1640	20.8g
三蒸水	1800ml

(2) 1mol/L HEPES 缓冲液

HEPES	11.915g
三蒸水	50ml

(3) 将 (1) 和 (2) 分别溶解后混合在一起，补充三蒸水至 1920ml。混合后用 0.22μm 或更小孔径的微孔滤膜过滤除菌。分装每瓶 100ml，4℃保存。

注：HEPES 为 N-2- 羟乙基哌嗪 -N'-2- 乙磺酸，分子量 238.2。

20. 锥虫蓝染色液

(1) 2% 锥虫蓝水溶液

锥虫蓝	2g
蒸馏水	100ml

称取 2g 锥虫蓝放入研钵中，边研磨边加蒸馏水溶解。

(2) 1.7% 氯化钠水溶液

(3) 临用前取 (1) 和 (2) 等量混合，离心沉淀 10min，取上清供染色用。混合后的染液存放过久易发生沉淀，故应新鲜配制使用。

21. 0.5% 伊红 Y 染色液

伊红 -Y	0.5g
蒸馏水	100ml

称取伊红 -Y 0.5g 溶解于 100ml 蒸馏水中，放置 2d 后用滤纸过滤，取滤液供染色用。

22. 瑞特（Wright）染色液

称取瑞特粉 0.1g，放入研钵中，充分研细后缓慢加入 60ml 甲醇，边加边研磨，直到

染料溶解，过滤，贮存于棕色试剂瓶中，密封，经常摇动，1 周后可用，保存半年以上染色效果好。

23. 吉姆萨（Giemsa）染色液

吉姆萨粉　　0.5g

甘油　　33ml

甲醇　　33ml

先将吉姆萨粉加入甘油内，置 60℃水浴箱内 2h，再加入甲醇充分溶解，混合即可。

24. 瑞特 - 吉姆萨染色液

瑞特染液　　5ml

吉姆萨染液　　1ml

双蒸水（或 PB）　6ml

取瑞特染液 5ml，吉姆萨染液 1ml，加双蒸水或磷酸盐缓冲液（pH 6.4　7.0）6ml 混匀，如有沉淀生成，则重新配制。

25. 中性红染色液

中性红　　125mg

无水乙醇　　65ml

取中性红 125mg 溶解于 65ml 无水乙醇中，置 4℃冰箱保存，使用时再以无水乙醇稀释 1 倍，如有沉淀可用滤纸过滤。

26. 吕氏碱性亚甲蓝染液

溶液 A：亚甲蓝 0.6g，95% 乙醇 30ml。

溶液 B：氢氧化钾 0.01g，蒸馏水 100ml。

分别配制溶液 A 和 B，配好后混合即可。

27. 0.5mol/L pH 7.6 Tris-HCl 缓冲液

(1) 试剂：Tris　　60.57g

　　1N HCl　　420ml

　　加重蒸水至　　1000ml

(2) 配制方法：先以少量重蒸水（300　500ml）溶解 Tris，加入 HCl 后，用 1N 的 HCl 或 1N 的 NaOH 将 pH 调至 7.6，最后加重蒸水至 1000ml。此液为储备液，于 4℃冰箱中保存。免疫细胞化学中常用的 Tris-HCl 缓冲液浓度为 0.05mol/L，用时取储备液稀释 10 倍即可。

注：该液主要用于配制 Tris 缓冲盐水（TBS）、DAB 显色液。

28. 聚蔗糖 - 泛影葡胺分层液（密度 1.077±0.001）

(1) 用双蒸水将 400g/L 葡聚糖（Ficoll，分子量 400 000）溶液或干粉配成 60g/L 溶液，其密度为 1.020。

(2) 用生理盐水将 600g/L 或 750g/L 泛影葡胺（Hypaque）配成 340g/L 溶液，其比重为 1.200。

(3) 取 2 份 60g/L 葡聚糖与 1 份 340g/L 泛影葡胺混合，pH 应为 7.2　7.4；一般偏酸，可用 $NaHCO_3$ 调节 pH。

(4) 用波美比重计测密度应为 1.077±0.001，如超出 1.078，用 60g/L 葡聚糖溶液调节，如低于 1.076，用 340g/L 泛影葡胺溶液调节。

(5) 过滤除菌，或 112℃灭菌 15min。置 4℃保存备用，一般可保存 3 个月。

29. 肝素抗凝剂

取肝素用 Hanks 液（或其他溶剂）稀释至终浓度为 250U/ml，112℃灭菌 15min（或 115℃ 10min）后分装，–20℃保存。用时按每毫升血液加 0.1　0.2ml 肝素抗凝，或按实验要求浓度配制和使用。

30. 清洁液的配制

玻璃器皿清洗液分强液和弱液两种，根据用途不同可自由选择。

(1) 稀浓度：重铬酸钾　50g
　　浓硫酸　100ml
　　自来水　850ml

(2) 浓浓度：重铬酸钾　40g
　　浓硫酸　800ml
　　自来水　160ml

(3) 先将重铬酸钾加水混匀后加热搅拌至溶解，冷却（不能让重铬酸钾结晶析出），倒入较大的器皿（耐酸塑料或瓷钵等）内，将器皿放入冷水中。再将浓硫酸缓慢加入，边加边搅拌，配好的洗液应呈酱色，无红色结晶物析出。

注：配制好的清洁液应存放于有盖的玻璃、耐酸塑料器皿内。需要浸泡的玻璃器皿一定要干燥，如果清洁液经过长期使用已呈黑色，表明已经失效，不宜再用。由于清洁液有强腐蚀性，故操作时要特别注意，一般带橡胶手套。

（李　睿）